Sabine Wacker

Ihr Einkaufsführer Basenfasten

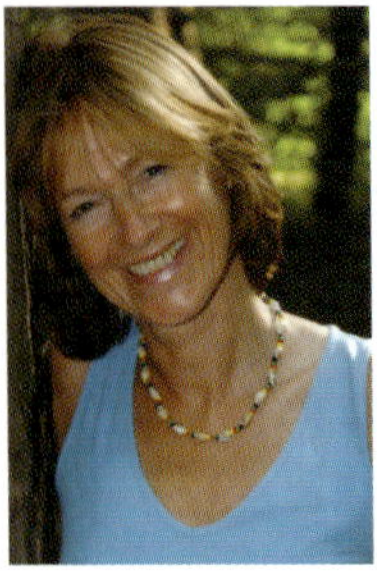

Sabine Wacker arbeitet seit ihrem Medizinstudium als Heilpraktikerin. Sie ist spezialisiert auf Fasten, Ernährungsberatung, Entgiftungstherapie und Schüßler-Salze und entwickelte eine eigene Fastenmethode – das Basenfasten. Zu diesem Thema sind von der Autorin bereits mehrere Bücher im Haug Verlag erschienen.

Sabine Wacker

Ihr Einkaufsführer Basenfasten

Auf einen Blick
- Lebensmittel
- Bewertung
- Optimale Anwendung

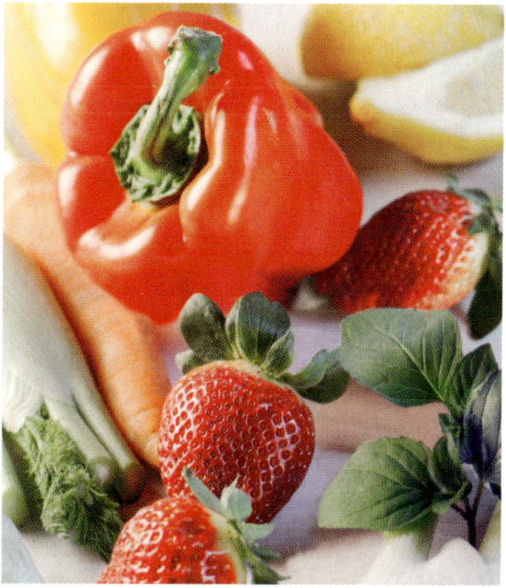

Haug

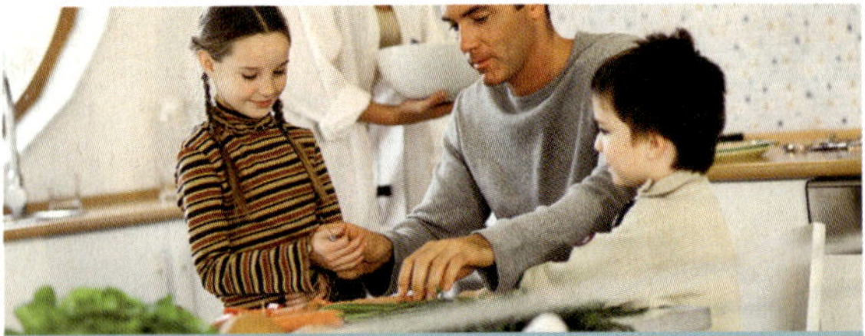

Basenfasten – die Grundlagen

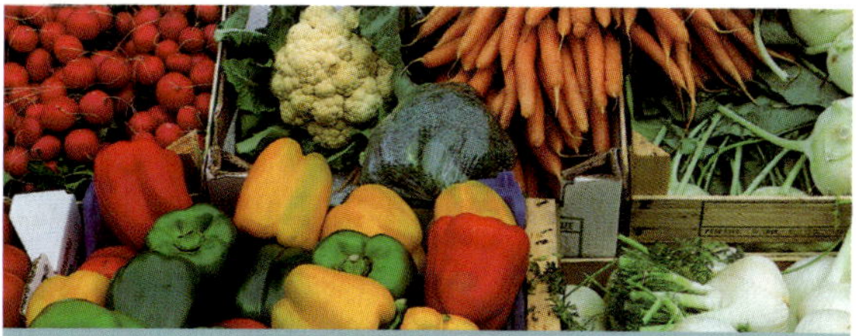

Einkaufstabellen

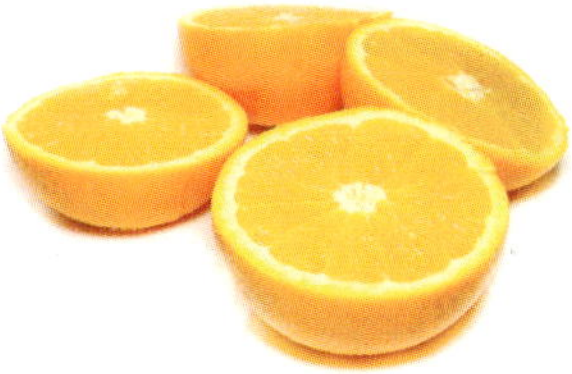

Zu diesem Buch

Eigentlich habe ich immer gedacht: Basenfasten ist total einfach. Eine oder zwei Wochen lang Obst und Gemüse essen – und Sie fühlen sich wieder wohl in Ihrer Haut. Dass dazu aber doch eine Menge Fragen entstehen können, war mir zunächst gar nicht so klar. Doch die zahlreichen E-Mails der letzten Jahre haben mir gezeigt, dass die Frage: Was ist denn nun beim Basenfasten erlaubt und was nicht – zu den häufigsten gehört. So ist dieser Einkaufsführer entstanden – und ich hoffe, Sie finden darin auf all Ihre Fragen eine Antwort. Und wenn nicht, dann können Sie mich unter praxis-wacker@web.de erreichen. Auf meiner Website www.basenfasten.de erfahren Sie Neuigkeiten zum Basenfasten sowie zu Kursen und Vorträgen.

Wie benutzen Sie diesen Einkaufsführer? Ganz einfach: Packen Sie ihn in Ihre Einkaufstasche als ständigen Begleiter. Und wann immer Sie nicht wissen, ob das Nahrungsmittel, das Sie gerade einkaufen wollen, basisch verstoffwechselt wird oder nicht – im Einkaufsführer finden Sie die Antwort. Damit Sie schnell fündig werden, sind die Lebensmittel auch alphabetisch geordnet – von A wie Aal bis Z wie Zwiebeln.

Besonders bedanken möchte ich mich bei meiner sachkundigen Freundin Eva Lange, die liebevoll und kritisch meine Listen überarbeitet hat und meiner Sprechstundenhilfe Cornelia, die monatelang alle Lebensmittelregale nach Basischem durchsucht hat. Bedanken möchte ich mich auch bei Rossana, Federico und Francesco Maestrini, den Besitzern des Hotels Mare auf Elba. Seit Jahren unterstützen sie mich während meiner Elba-Schreibfreizeiten stets freundlich, wenn ich im Internet recherchieren muss oder mal wieder einen aktuellen Ausdruck meines Manuskripts brauche.

Ich wünsche Ihnen, liebe Leser, viel Freude mit diesem Einkaufsführer und viel Erfolg beim Basenfasten.

Sabine Wacker
Magazzini, 7. Juni 2006

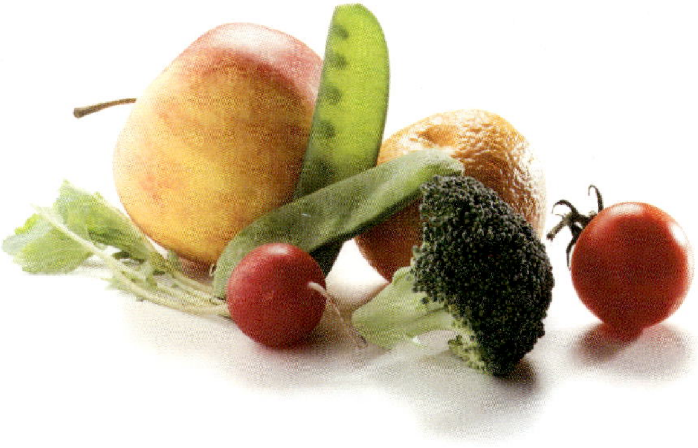

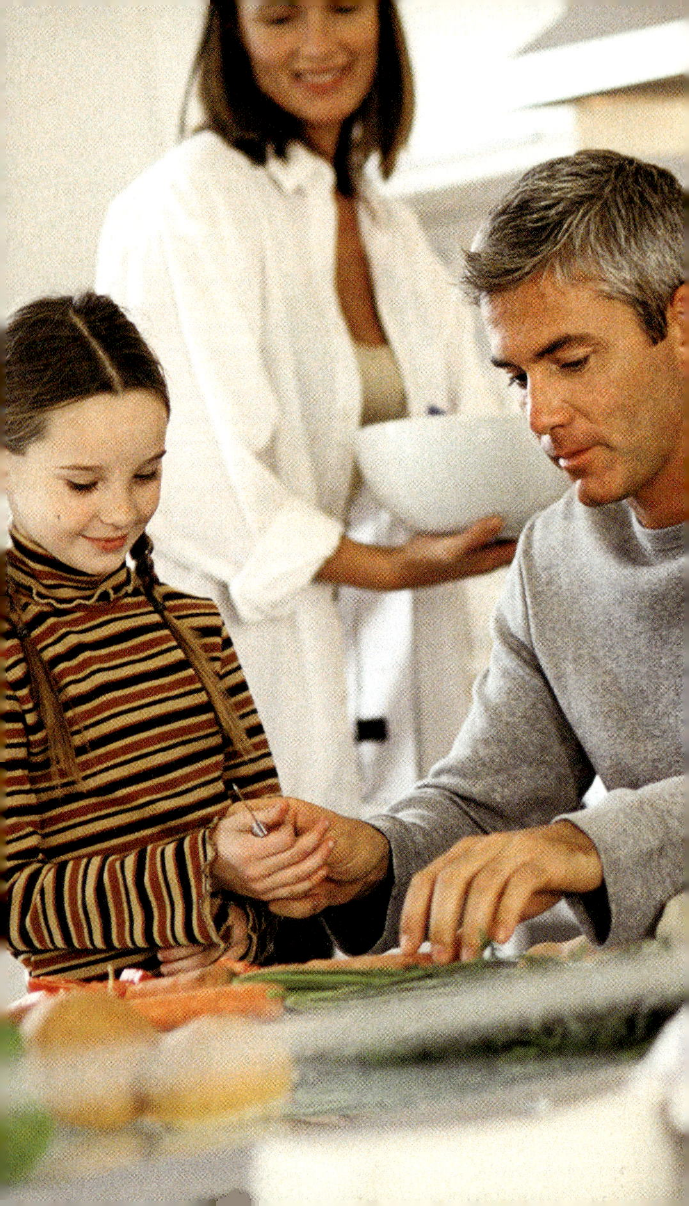

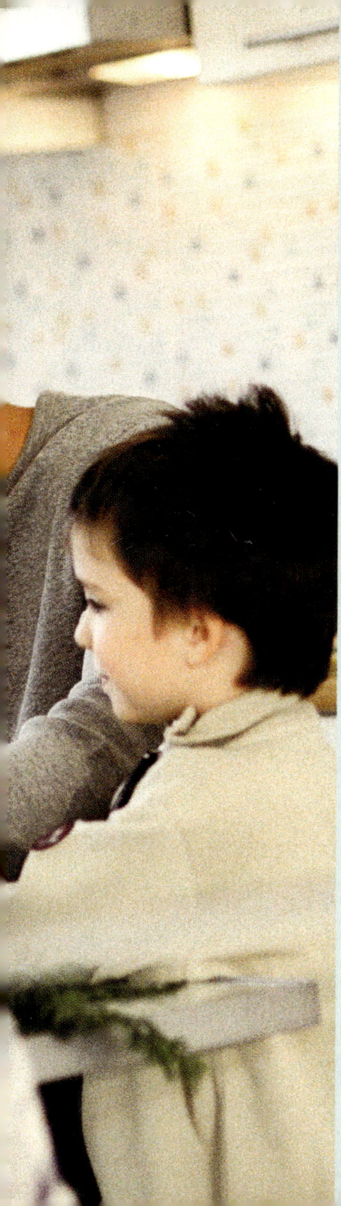

Basenfasten – die Grundlagen

Basenfasten ist eine milde Form des Fastens, bei der Sie für einige Zeit auf alle Säurebildner in der Nahrung verzichten. Das entsäuert, baut Schlacken ab und hilft Ihnen, fit und gesund zu bleiben und etwas für die Figur zu tun. Zudem ist Basenfasten durchaus alltagstauglich und lässt sich leicht ins Familien- und Berufsleben einbauen.

Was ist Basenfasten?

Was sind denn nun Säurebildner? Ganz einfach gesagt, ohne Sie mit zu viel Nahrungsmittelchemie zu belasten: Alles, was den meisten Menschen schmeckt und was, im Übermaß gegessen, dick und krank macht. Dazu gehören: Wurst, Fleisch, Käse, Brot, Nudeln, Süßigkeiten und natürlich Getränke wie Kaffee, Schwarztee, Früchtetee, Alkohol, Eistee und Limonaden und andere Softdrinks. Bleibt da noch was übrig? Ja, das tut es. Nur – Sie erkennen es nicht sofort, weil Sie viele dieser Lebensmittel vermutlich viel zu stiefmütterlich behandeln.

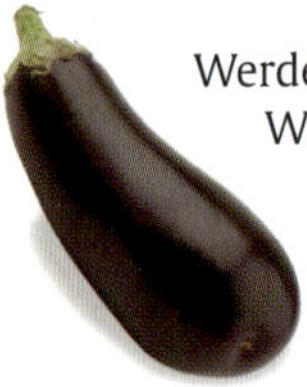

Werden Sie experimentierfreudig und lernen Sie die Welt der Basenbildner kennen – gesund essen heißt nicht automatisch, dass es nicht schmeckt. In meinem ersten Buch „Gesundheitserlebnis Basenfasten" finden Sie 80 Rezepte – von der schnellen Basensuppe bis hin zum basischen Menü mit getrüffelter Schwarzwurzelcremesuppe oder Zucchinipuffer an Auberginen-„Kaviar". Klingt lecker und schmeckt lecker.

Sie können sich Ihre Basenfastenzeit so gestalten, wie es in Ihren Alltag passt und wie Sie es wollen: Mit einfachen oder mit raffinierten Rezepten – Hauptsache, Sie fühlen sich dabei wohl und Ihr Körper kann währenddessen entsäuern. Basenfasten ist die sanfte Art, genussvoll zu entsäuern. Beim Basenfasten dürfen Sie alles essen, was der Körper basisch verstoffwechseln kann: Obst, Gemüse, Kräuter, frische Keimlinge und einige Nüsse. Wenn Sie also schon immer einmal fasten wollten, es aber nie so wirklich schaffen, auf feste Nahrung zu verzichten, dann sollten Sie es einmal mit Basenfasten versuchen.

Warum muss man entsäuern?

Aus den Erfahrungen vieler Naturheilkundepraxen geht hervor, dass die meisten chronischen Erkrankungen mit einer Übersäuerung des Körpers einhergehen. Wie kann man das verstehen? Der so genannte Säure-Basen-Haushalt ist einer von vielen Regulierungsmechanismen des Organismus, um all unsere komplizierten körperlichen Funktionen aufrechtzuerhalten. Ist der Säure-Basen-Haushalt im Gleichgewicht, dann können alle körperlichen und geistigen Funktionen reibungslos ablaufen. Bei einer ausgewogenen Lebensweise ist das auch der Fall. Ausgewogen bedeutet: Wenn die Ernährung gesund, vielseitig und nicht zu üppig ist, und wenn Bewegung, Schlaf, Erholung und das Seelenleben genügend Raum im Alltag haben.

Doch mit der Ernährung fängt es schon an: Moderne Zivilisationskost, wie sie hierzulande üblich ist, besteht zu 80 bis 100% aus Säurebildnern. Ideal wäre, wenn sie zu 70 bis 80% aus Basen bildenden Nahrungsmitteln bestehen würde. Keine mir bekannte chronische Erkrankung, sei es eine Allergie, Rheuma oder eine Krebserkrankung hat sich je in einem gesunden Säure-Basen-Verhältnis abgespielt. Dennoch gibt es im Leben immer mal Umstände, die zu einer vorübergehenden Übersäuerung führen – jeder grippale Infekt und jede Kopfschmerzattacke ist eine kurzfristige Übersäuerung. Das ist normal und gehört zum Leben einfach dazu. Nicht normal sind chronische Übersäuerungen, die auf lange Sicht zu chronischen Erkrankungen führen. Dagegen können Sie etwas tun – entsäuern! Ein bis zwei Wochen Basenfasten und danach eine ausgewogene Ernährung, die den Säure-Basen-Haushalt ausgleicht, ist die beste Gesundheitsgarantie, für die Sie selbst etwas tun können.

Was unterscheidet Basenfasten von Fasten?

Basenfasten – der freiwillige Verzicht auf Säurebildner in der Nahrung – entlastet den Stoffwechsel. Während der Basenfastenzeit dürfen Sie eigentlich ganz normal essen – Sie lassen lediglich alle Säure bildenden Nahrungsmittel weg. Sie können alles essen, was Basen bildet und dabei satt werden. Im Gegensatz zum Heilfasten arbeitet Ihr Stoffwechsel unverändert weiter – nur die Säure bildenden Belastungsfaktoren fallen weg. So wird der Körper automatisch entschlackt, entsäuert und entgiftet. Dadurch wird Ihr Organismus im Vergleich zum traditionellen Heilfasten wesentlich weniger strapaziert, so dass es beim Basenfasten kaum zu Heilkrisen kommt. Basenfasten können Sie ohne Probleme in Ihren beruflichen Alltag einbauen. Sie können weiterhin Ihren sportlichen Hobbys nachgehen – Sie bleiben fit und leistungsfähig.

Für wen ist Basenfasten geeignet?

Basenfasten eignet sich für alle Menschen, die etwas für sich und ihre Gesundheit tun möchten. Wer gesund ist, kann seine Gesundheit erhalten, wer krank ist, kann seine Gesundheit wiedererlangen. So gibt es Erfolge bei Allergien, Rheuma, Neurodermitis, Asthma, Migräne, Akne, Durchfall, Reizdarm, Wechseljahresbeschwerden, Magen-Darm-Erkrankungen, Verstopfung, chronischen Nasennebenhöhlenentzündungen, Infektanfälligkeit, unerfülltem Kinderwunsch und bei chronischen Nierenerkrankungen. Lediglich während der Schwangerschaft und Stillzeit empfehle ich Basenfasten nicht, da Sie während dieser Zeit auf jede Entgiftungsmaßnahme verzichten sollten. Bei auszehrenden Krankheiten wie Krebs im fortgeschrittenen Stadium ist von einem erfahrenen Therapeuten zu prüfen, ob der Organismus durch Basenfasten noch entsäuern kann oder ob andere Methoden der Erfahrungsmedizin empfehlenswerter sind.

Besonders gut eignet sich Basenfasten zur dauerhaften Gewichtsreduktion. Die vielen positiven Erfahrungen in der Praxis haben gezeigt, dass gerade die Ernährungsumstellung, die hinter dem Konzept Basenfasten steckt, wesentlich zum Erfolg beiträgt. Eine dauerhafte Gewichtsabnahme erfordert zunächst eine Verlängerung des 7-Tages-Programms um ein bis 4 Wochen. Danach wird die Ernährung nach der 80 : 20-Regel auf überwiegend basisch umgestellt. Ein tägliches Bewegungsprogramm von 30 bis 45 Minuten rundet das Programm ab und so purzeln die Pfunde nach und nach.

Wie lange kann man Basenfasten?

Einsteigern empfehle ich zunächst eine Woche Basenfasten. Es wird Ihnen dann vermutlich wie vielen meiner Kursteilnehmer gehen: Sie fanden es so „easy“, dass sie sofort eine Woche verlängert haben. Je nach gesundheitlichem Bedürfnis können Sie Basenfasten um ein, zwei, drei, vier oder mehr Wochen verlängern. Wenn Sie zu Untergewicht neigen, sollten Sie eine Woche nicht überschreiten. Legen Sie in so einem Fall lieber hin und wieder einen basischen Tag ein. Wichtig ist die langfristige Umstellung Ihrer Ernährungs- und Lebensweise. Basenfasten selbst ist eine Umdenkwoche und stellt damit die Weichen für eine gesundheitsbewusstere Ernährungs- und Lebensweise danach. Worauf es dabei ankommt, das zeigen Ihnen die Basenfasten-Basics.

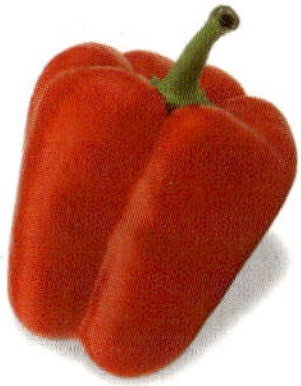

So funktioniert Basenfasten

Wie Basenfasten funktioniert, ist in einem Satz gesagt: Verzichten Sie für ein, zwei Wochen auf alle Säurebildner in der Nahrung – und schon machen Sie Basenfasten. Dass es in der Praxis noch zusätzlich einiges zu beachten gibt, zeigt mir die jahrelange Erfahrung mit Basenfasten in Kursen und in Einzelbetreuungen. So kommt es auch darauf an, wann Sie essen, wie Sie essen, was und wie viel Sie trinken, ob Sie sich genügend bewegen, ob Sie Ihren Darm gut entleeren und ob Sie ausreichend Schlaf haben.

Die Basenfasten-Basics

Die Basenfasten-Basics und die 10 goldenen Wacker-Regeln zeigen Ihnen, worauf es ankommt, damit Basenfasten gut funktioniert.

GUT ZU WISSEN

Die Basenfasten-Basics

- Motivation
- Ernährung: 100% basisch
- Genuss
- Trinken
- Darmreinigung
- Bewegung
- Erholung

Ein Wort zuvor: Wenn Sie nicht alle dieser Basics in Ihre Basenfastenwoche einbauen können, ist das kein Beinbruch. Ich will Ihnen hiermit nur zeigen, wie Sie Basenfasten optimal gestalten können. Der Alltag wird so manchem ein Schnippchen schlagen und Sie vielleicht davon abhalten, früh genug ins Bett zu gehen, oder ein wichtiges Meeting verhindert, dass Sie Ihren Massagetermin einhalten können. Kein Problem – wichtig ist, dass Sie wissen, worauf es ankommt und versuchen, die Basenfastenzeit so zu gestalten, wie ich sie empfehle.

Motivation

Unterschätzen Sie nicht die positive Wirkung, die von einer guten Motivation ausgeht. Dass Sie sich freiwillig zum Basenfasten entschließen, ist daher sehr wichtig. Denn dann sind Sie schon motiviert und das reicht meist für eine ganze oder gar zwei Wochen Basenfasten aus. Trotzdem ist es sinnvoll, dass Sie sich jeden Tag selbst aufs Neue motivieren. Machen Sie jeden Tag den Motivationscheck: „Warum will ich gerade jetzt etwas für meine Gesundheit tun?" Sollen ein paar Pfunde purzeln, wollen Sie die Frühjahrsmüdigkeit überwinden? Wollen Sie allgemein etwas Gutes für sich tun? Wollen Sie eine Krankheit loswerden? Meist reichen solche Fragen aus, um wieder genügend Motivation zum Weitermachen zu haben. Und wenn Sie einmal gar nicht motiviert sind? Besinnen Sie sich auf Ihre ursprüngliche Motivation, versprechen Sie sich eine Belohnung („Morgen gönne ich mir eine Massage", „Wenn ich 4 Kilo los bin, kaufe ich mir eine neue Hose oder melde mich zu einem Tango-Kurs an").

Ernährung: 100% basisch

Darauf kommt es beim Basenfasten an: Alle Nahrungsmittel, die Sie zu sich nehmen, bilden im Körper Basen oder reagieren neutral, wie Wasser oder Pflanzenöle. Verzichten Sie während der Basenfastenzeit auf Säurebildner. Durch den völligen Verzicht auf Säurebildner wird eine Mobilisierung der abgelagerten Säuren erreicht, die dann durch hohe Trinkmengen und regelmäßige Darmreinigung ausgeschwemmt werden. Je genauer Sie sich daran

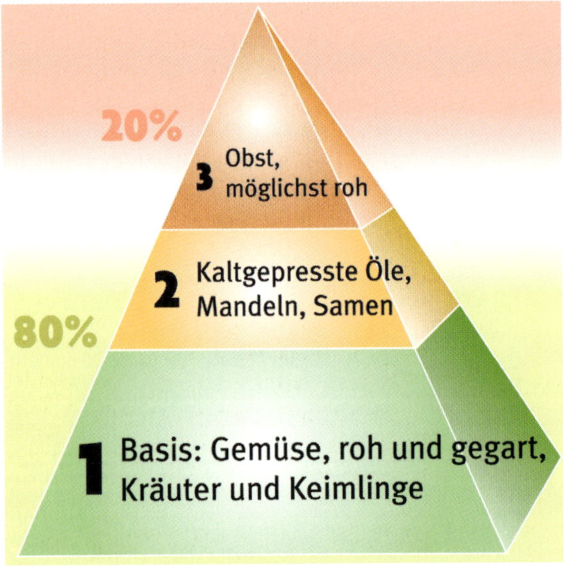

▲ Die Basenpyramide: Diese Nahrungsmittel dürfen Sie beim Basenfasten essen.

halten, umso größer ist Ihr Erfolg. Die Tabelle ab Seite 78 zeigt Ihnen, welche Lebensmittel 100% Basen bilden und für Basenfasten geeignet sind.

Genuss

„Basenfasten – eine Woche basisch genießen." Unter diesem Motto startete ich vor einigen Jahren den ersten Basenfastenkurs in der Praxis. Ich war es leid, hören zu müssen, dass angeblich nur ungesundes Essen lecker schmeckt und man beim Basenfasten außer Kartoffeln, Lauch, Karotten und Salat ohnehin nichts essen dürfe.

Dass dem nicht so ist, zeigen über 200 Rezepte in meinen Büchern, von denen sich viele unbemerkt in ein Festessen mogeln lassen. Experimentieren Sie mit der Vielfalt an basischen Lebensmittel und genießen Sie basisch: Richten Sie die Gerichte auf schönen Tellern appetitlich an – ein lieblos auf den Teller gelegtes Essen schmeckt nie wirklich gut. Achten Sie auf ein schönes Ambiente: Decken Sie den Tisch, zünden Sie eine Kerze an und essen Sie nur mit netten Leuten.

Trinken

Wasser durchspült die Lymphe und die Nieren und nur so können unerwünschte Stoffe den Körper auch verlassen. Das ist nicht nur bei Fasten- und Basenfastenkuren wichtig, sondern auch dann, wenn Sie sich „ganz normal" ernähren.

GUT ZU WISSEN

Empfohlene Trinkmenge während der Basenfastenzeit und danach: 2,5 bis 3 Liter pro Tag.

Doch nicht nur die Menge, auch *was* Sie trinken, entscheidet darüber, wie gut Sie entgiften. Am besten ist reines Quellwasser, das es – außer im Wald an Quellen – in zum Teil hervorragender Qualität zu kaufen gibt. Ein von mir besonders geschätztes hochwertiges Wasser ist Lauretana aus dem Monte-Rosa-Massiv, das es in vielen Naturkostläden und Reformhäusern zu kaufen gibt. An diesem Wasser überzeugt nicht nur der Geschmack, sondern auch seine entgiftende Wirkung.

Wasser müssen Sie übrigens nicht unbedingt kalt trinken – auch warm oder heiß ist Wasser ein durchspülendes

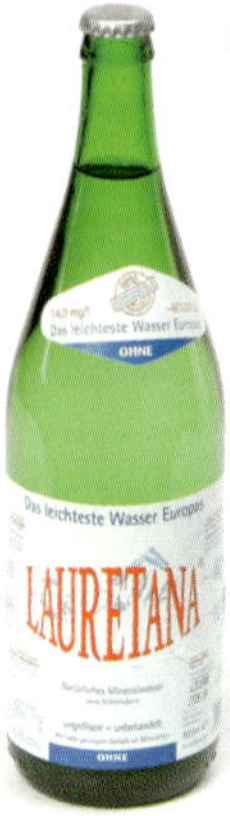

Getränk. Im Ayurveda ist es üblich, täglich heißes Wasser in größeren Mengen zu trinken. Der entgiftende Effekt des Wassers wird noch erhöht, wenn Sie dazu das Wasser mindestens 20 Minuten lang kochen lassen – das ergibt dann den so genannten „ayurvedischen Champagner“. Doch auch ein Glas heißes Wasser am frühen Morgen gleich nach dem Aufstehen ist empfehlenswert – es regt die Verdauungstätigkeit an.

Auch verdünnte Kräutertees eignen sich hervorragend fürs Basenfasten – allerdings stark verdünnt, also ein Beutel auf einen Liter Wasser. Hierfür eignen sich Kräutermischungen, die wirklich nur aus einheimischen Pflanzen (ohne Zusätze) bestehen. Wenn Sie während der Basenfastenwoche einen speziellen Heiltee trinken möchten, beispielsweise Brennnesseltee oder Entschlackungstee, dann bitte pro Tag immer nur eine oder zwei Tassen, weil die Heilwirkung der Tees sonst zu stark wird. Befindet sich Pfefferminztee in einer Teemischung, ist das in Ordnung. Sie sollten aber nicht 3 Liter reinen Pfefferminztee trinken, auch nicht verdünnt. Pfefferminztee in größeren Mengen kann zu Blähungen und Bauchschmerzen führen.

Trinken Sie nur reinen Kräutertee, der keine Früchte, Fruchtschalen, Rooibos, Aromastoffe, Farbstoffe und Ähnliches enthält. Früchtezusätze reagieren im Organismus sauer, Aromastoffe irritieren die Geschmacksnerven und Rooibos kann, in großen Mengen genossen, den Kreislauf schwächen.

Darmreinigung

Auch wenn Sie eine tadellose Verdauung haben – Darmreinigung gehört zum Fasten wie auch zum Basenfasten. Wer weiß, wie es in Ihrem Darm aussieht und wie es Ihren Verdauungsorganen wirklich geht. Die meisten Därme sind träge und entleeren sich nicht vollständig, so dass sich im Darm Reste ablagern und im Laufe der Zeit zu Verklebungen an den Darmwänden führen. Grund dafür sind falsche Ernährung, Überernährung und Bewegungsmangel. Wenn Sie sich nun eine Woche von Obst und Gemüse ernähren, lösen sich diese Ablagerungen noch nicht. Durch Basenfasten wird die Zufuhr von Säurebildnern gestoppt – aber der Stoffwechsel steht nicht still. Im Gegenteil: Der Stoffwechsel wird durch Basenfasten angeregt, bereits eingelagerte Säuren zu mobilisieren, und diese müssen ausgeschieden werden. Wenn Sie nun den Darm nicht zusätzlich entleeren, kann es vorübergehend zu Blähungen kommen. Helfen Sie ihm daher ein wenig nach mit Glaubersalz, mit Einläufen oder mit Colon-Hydro-Therapie.

GUT ZU WISSEN

Während ein oder zwei Basenfastenwochen ist es empfehlenswert, den Darm alle zwei bis drei Tage zu reinigen.

Darmreinigung mit Glaubersalz: Glaubersalz (Natriumsulfat, Natrium sulfuricum) ist in allen Apotheken erhältlich. Wenn Sie schon einmal gefastet haben, dann kennen Sie diese Reinigungsmethode vermutlich schon. Wenn Sie den Geschmack von Glaubersalz nicht mögen, dann können Sie in der Apotheke auch Bittersalz (oder FX-Passage-Salz) kaufen – es wirkt genauso gut, schmeckt aber anders.

Wenn Sie sich für Glaubersalz als Darmreinigungsmethode entscheiden, dann beachten Sie bitte, dass nicht vorhersehbar ist, wann die Wirkung eintritt. Idealerweise sollte die Entleerung ca. eine Stunde nach Einnahme des Salzes erfolgen. Die Entleerung kann aber auch viele Stunden auf sich warten lassen oder gar nicht eintreten. Wenn es losgeht, sollten Sie sich in unmittelbarer Nähe einer freien Toilette befinden. Mit der Einlauf-Methode sind Sie da eindeutig unabhängiger.

GUT ZU WISSEN

Anwendung von Glaubersalz

Lösen Sie 40 g Glaubersalz in $^1/_2$ l Wasser auf, geben Sie etwas Zitronensaft dazu und trinken Sie die Lösung langsam. Trinken Sie danach reichlich Wasser oder Kräutertee, um den Salzgeschmack zu vermindern. Nun sollte innerhalb der folgenden 1–3 Stunden eine gründliche Darmentleerung erfolgen. Wenn sich nach 8–12 Stunden noch nichts getan hat, dann können Sie die Einnahme wiederholen.
Achtung: Glaubersalz reizt die Darmschleimhäute und sollte von Menschen mit empfindlichem Darm nicht genommen werden.

Darmreinigung mit Einläufen: Diese Methode ist einfach und praktisch in der Anwendung. Ein Einlauf dauert etwa eine halbe Stunde und danach ist die Darmentleerung auch beendet. Ein Einlauf wird mit einem Irrigator durchgeführt, den Sie in einer Apotheke kaufen können. Irrigatoren gibt es beispielsweise von der Firma Oros, als Plastikbehälter oder als faltbaren Reiseirrigator.

GUT ZU WISSEN

Wie funktioniert ein Einlauf?

Legen Sie ein Handtuch auf den Boden Ihres Badezimmers. Füllen Sie den Irrigator mit 2 Litern körperwarmem Wasser. Fetten Sie das Einführrohr mit etwas Vaseline oder einer anderen unparfümierten Fettcreme ein. Legen Sie sich in Seitenlage auf das Handtuch, führen Sie das Einführrohr wenige Zentimeter in den After ein und öffnen Sie den Zulaufhahn des Irrigators. Das Wasser fließt nun langsam vom Enddarm aus in den gesamten Dickdarm und führt bald zu einem Entleerungsdruck, dem Sie nachgeben sollten. Danach können Sie noch zwei, drei oder mehr Füllungen durchführen, bis der Darm richtig entleert ist. Die ideale Füllmenge für einen Einlauf beträgt 2–3 Liter! Eine gleichzeitige Bauchmassage und die Yogaübung „Die Kerze" unterstützen die Darmreinigung. Machen Sie keine Zusätze in das Einlaufwasser! Wasser ist das beste Reinigungsmittel.

Darmreinigung mit Colon-Hydro-Therapie (CHT): Diese effektivste Art der Darmreinigung wird von Ärzten und Heilpraktikern durchgeführt. Wenn man bedenkt, dass der Darm die größte Grenzfläche des Körpers ist – die Gesamtfläche des Darmes beträgt 300 bis 500 m^2 – dann wird schnell klar, wie groß der Reinigungseffekt ist.

Bei dieser Methode handelt sich um nichts anderes als eine moderne und hygienische Form des Einlaufs. Hierbei wird der Dickdarm mit Hilfe eines Gerätes, dem so genannten Colon-Hydromat, sanft gespült und dadurch sehr intensiv gereinigt. Dazu liegt der Patient bequem in Rückenlage auf einer Behandlungsliege. Über ein geschlossenes System (mit sterilem Einmal-Einführbesteck) fließt warmes, filtriertes Wasser in den Darm. Der Darminhalt wird durch einen Abflussschlauch geruchsfrei ausgeleitet. Der Therapeut ist während der gesamten Spüldauer von 35–50 Minuten anwesend, bedient das Gerät und führt die Darmmassage aus.

Bei der so genannten Füllphase spült der Behandler Wasser in den Dickdarm und überwacht dabei den Behandlungsdruck. Danach wird der Darm massiert. Die Behandlungstemperatur beträgt normalerweise 36–37 °C, bei einem reaktionsträgen Darm kann der Therapeut die Temperatur jedoch kurz um 2–5 °C senken und so einen „Kneipp-Effekt" erzielen. Der Behandlungsdruck liegt meist bei 50 Millibar, wird aber je nach Empfindlichkeit des Patienten individuell eingestellt. Der Wasserdruck erzeugt einen leichten Massageeffekt, der durch die Bauchmassage des Therapeuten noch verstärkt wird. So wird der Darm zur Entleerung angeregt und es lösen sich auch ältere Kotreste. Und der schöne Nebeneffekt: Darmreinigung verbessert das Hautbild.

GUT ZU WISSEN

CHT – die effektivste Darmreinigung

Bei sachgemäßer Anwendung ist die Colon-Hydro-Therapie völlig ungefährlich. Sie ist jedoch nicht geeignet für Schwangere und Stillende sowie für Menschen mit schwerem Verlauf bestimmter chronischer Erkrankungen. Wichtig ist, dass vor der Behandlung ein ausführliches Gespräch stattfindet und dass Sie Ihren Therapeuten über alle Ihre Vorerkrankungen und jetzigen Erkrankungen informieren, so dass er das Risiko abschätzen kann. Weitere Infos und eine Therapeutenliste unter: www.bcht.de

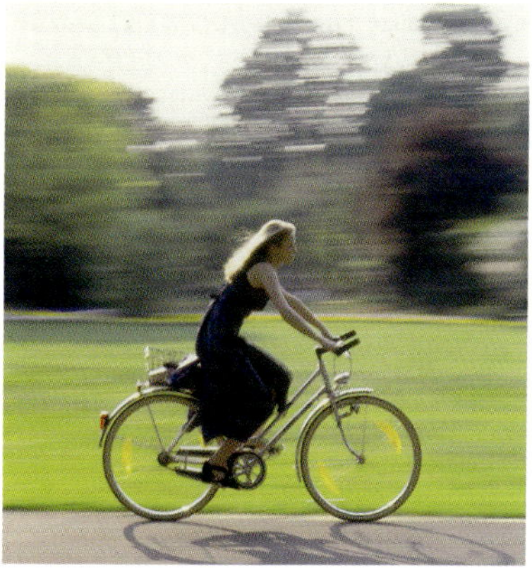

◀ Ideal: Sport an der frischen Luft.

Bewegung

Tägliche Bewegung ist selbstverständlich – sollte man denken. Dass dies nicht so ist, erfahre ich täglich in meiner Praxis. Bitte bewegen Sie sich nicht nur in der Basenfastenzeit! Suchen Sie sich eine Sportart aus, die Sie auch wirklich auf Dauer ausüben wollen und können: Walken, Schwimmen, Laufen, Radeln, Sportstudio, Volleyball, Fußball… und wenn es nur 30 Minuten Gymnastik oder Pilates zu Hause sind – tun Sie es! Und zwar täglich. Sich mit einem Freund oder einer Freundin zum täglichen Bewegungsprogramm zu verabreden, kann übrigens sehr hilfreich sein. Gut ist, wenn es an der frischen Luft stattfindet.

Yoga, Tai-Chi und Chi-Gong wirken noch umfassender. Bei diesen Techniken wird automatisch die Atmung mitberücksichtigt und der Geist kommt zur Ruhe. Das harmonisiert den Stoffwechsel, die Durchblutung und alle Körperfunktionen. Noch tief greifender, wenn auch ohne direkte körperliche Bewegung, wirkt Meditation.

Wenn Sie abends kaputt nach Hause kommen, ist das die ideale Technik, um abzuschalten. Sinnvoll ist es, erst einige Minuten Yoga zu machen und danach zu meditieren. Das können Sie lernen: In allen Städten gibt es inzwischen Yogakurse und Meditationsgruppen, meist auch an Volkshochschulen.

Erholung

Sie können den Basenfasteneffekt noch steigern, indem Sie in diese Zeit viele Erholungsinseln einbauen. Durch ausreichende Erholung entsäuern und entgiften Sie Ihren Organismus. Die beste Erholung bekommen Sie im nächtlichen Schlaf. Hier sorgen der Stoffwechsel und die Leber für die Entgiftung, und Haut und Nervensystem erholen sich vom Tagesstress.

GUT ZU WISSEN

Tipps für guten und erholsamen Schlaf

- Nehmen Sie sich abends keine „aufregenden" Tätigkeiten mehr vor.
- Schreiben Sie die Gedanken, die Sie am Einschlafen hindern, in ein Tagebuch.
- Nehmen Sie ein entspannendes Bad am Abend, beispielsweise ein Aromabad mit Honig und Mandel, ein Ölbad mit Lavendel oder mit Melisse. Auch ein Basenbad am Abend wirkt entspannend und entsäuernd. Bullrich's Vital Wellnessbad ist ein basisches Mineralstoffbad, das herrlich nach Waldkräutern duftet. Es reinigt, entsäuert und pflegt dabei die Haut. Ideal ist es, wenn Sie sich nach dem Basenbad gleich ins Bett legen. Nach einem stressigen Tag ist ein Basenbad eine echte Entspannungsoase und ist ein guter Ersatz für einen zeitaufwändigen Saunaabend.

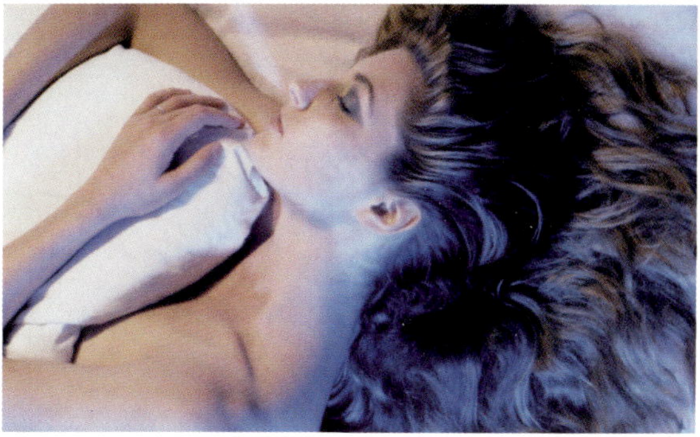

▲ Am erholsamsten ist der Schlaf vor Mitternacht.

Voraussetzung ist, dass der Schlaf ausreichend ist, also 8 bis 9 Stunden, und dass Sie überhaupt schlafen können.

Der Schlaf *vor* Mitternacht hat eine größere Erholungskraft als der Schlaf nach Mitternacht. Versuchen Sie daher, während der Basenfastenwoche um 22 Uhr, spätestens aber um 23 Uhr zu Bett zu gehen. Für den reibungslosen Ablauf der Stoffwechselvorgänge in der Nacht ist das von großem Nutzen. So kann der Körper am nächsten Morgen die Säuren gut ausscheiden.

Wenn Sie morgens müde und zerknirscht aufwachen, prüfen Sie, ob Sie von zu vielen elektrischen Geräten am Schlafplatz umgeben sind. Schalten Sie Ihre Stand-bys aus, laden Sie Ihr Handy nachts in einem anderen Zimmer. Wenn Sie dann morgens immer noch nicht fit sind, eventuell sogar mit Rücken- oder Kopfschmerzen aufwachen, liegen Sie eventuell auf einer geopathischen Zone. Verschieben Sie doch einfach mal Ihr Bett um einige Zentimeter – das kann Wunder wirken.

Die 10 goldenen Wacker-Regeln

Basenfasten ist mehr als nur „Obst-und-Gemüse-Essen“. Es kommt dabei vor allem auf das „Wie“ und auf das „Wann“ an. Deshalb lege ich Ihnen diese Regeln besonders ans Herz. Sie sind für den Erfolg des Basenfastens entscheidend.

▶ Regel 1: Vorsicht im Umgang mit Rohkost!
Wenn Sie Rohkost gut vertragen, keine Blähungen und keine Schlafstörungen davon bekommen – prima. Die Erfahrung zeigt, dass dies selten der Fall ist. Vor allem zivilisationsgeschädigte Menschen vertragen eine reine Rohkost oft schlecht oder gar nicht. Sie können auch dann gut entsäuern, wenn Sie Ihr Gemüse gedünstet essen.

▶ Regel 2: Obst und rohes Gemüse nur bis 14 Uhr!
Obst und rohes Gemüse sind nach 14 Uhr schwerer verdaulich. Das hängt mit dem Leberrhythmus zusammen, da die Leber nach 14 Uhr mit ihrer internen Entgiftungsarbeit beschäftigt ist. Jede Rohkost, die Sie nach 14 Uhr zu sich nehmen, belastet Ihre Leber! Vermeiden Sie auch, Rohkost nach einer gekochten Kost zu essen. Die Verdauungszeiten von Rohkost, vor allem Obst, und gekochter Kost sind anders und es kann so leicht zu Blähungen kommen.

▶ Regel 3: Essen nach 18 Uhr ist tabu.
Alles, was Sie nach 18 Uhr essen, belastet Ihren Verdauungsapparat, insbesondere die Leber. Sie setzen leichter Fett an und der Schlaf ist weniger erholsam. Sie tun sich gleich mehrere Gefallen, wenn Sie die Regel 3 beachten.

▶ Regel 4: So naturbelassen wie möglich!

Die schonendste Art der Gemüsezubereitung ist dämpfen und dünsten, bis das Gemüse „al dente“ ist, also noch etwas „Biss“ hat. Anbraten sollten Sie so wenig wie möglich und wenn, dann nur kurz. Je länger Gemüse gekocht oder gedünstet wird, umso wertloser wird es für unseren Körper.

Eine Möglichkeit, Gemüse schonend zu garen, ist der „Gemüsedämpfer“, ein Edelstahltopf mit einem Siebeinsatz, in dem das Gemüse über Dampf gegart wird. Das Gemüse liegt nicht im Wasser, dadurch bleiben Mineralien erhalten und das Gemüsearoma ist intensiver. Darüber hinaus ist diese Methode schnell und sauber. Bitte verwechseln Sie den Gemüsedämpfer nicht mit dem Dampfdrucktopf – den empfehle ich nicht! Das Dämpfen *ohne* Druck im Gemüsedämpfer ist schonender als mit Druck!

▶ Regel 5: So wenig wie möglich und so viel wie nötig!

Auch wenn ich Sie beim Basenfasten nicht zum Kalorienzählen nötige: Essen Sie nur so viel, dass Sie sich gut gesättigt, aber nicht überfüttert fühlen. So entwickeln Sie mit der Zeit ein Gefühl dafür, welches Ihre „Wohlfühlessmenge“ ist. Je langsamer Sie essen, umso besser erkennen Sie, wann Sie satt sind.

▶ Regel 6: Keine wilden Mischungen!

Wählen Sie pro Mahlzeit nie mehr als vier Obst- oder Gemüsesorten. Für Darm und Stoffwechsel ist es viel entlastender, wenn das Nahrungsangebot einfach gehalten ist. Weniger ist hier mehr!

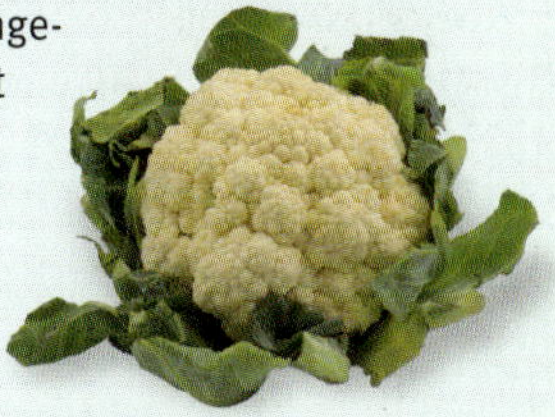

▶ Regel 7: Dezent würzen!

Außer Bärlauch und Knoblauch dürfen Sie jedes Gewürz verwenden, auch Kräutersalz. Aber bitte dezent und ohne Geschmacksverstärker! Wenn Sie zu stark würzen, irritiert das Ihre Geschmacksnerven und lässt Sie das Gefühl für Sättigung verlieren. Auch frische Sprossen und Kräuter sind Würzmittel.

▶ Regel 8: Essen Sie keines dieser Gerichte, wenn Ihnen gerade nicht danach ist.

Es gibt so viele Obst- und Gemsüesorten – wenn Sie die ein oder andere gar nicht mögen, ist das fürs Basenfasten kein Problem. Da die wenigsten Leser die ganze Vielfalt an Obst und Gemüse kennen, möchte ich Sie natürlich einladen, damit ein wenig zu experimentieren. Es ist doch immer wieder erstaunlich, wie viele leckere Nahrungsmittel es aus der Natur gibt, die man nicht kennt. Aber grundsätzlich gilt: Was Ihnen absolut zuwider ist, müssen Sie nicht essen.

▶ Regel 9: Nur reifes Obst und Gemüse sind basisch!

Grüne Tomaten und harte Avocados helfen Ihnen kein bisschen beim Entsäuern. Achten Sie unbedingt darauf, dass Sie reifes Obst und Gemüse kaufen und verzehren. Unreifes Obst und Gemüse wird nicht basisch verstoffwechselt und kann bei Menschen mit empfindlichem Magen und Darm leicht zu Blähungen und Schmerzen führen.

Auch das Verhältnis von Obst zu Gemüse ist wichtig: Der Anteil von Gemüse am Gesamtessen pro Tag sollte bei 80 % liegen, dementsprechend liegt der Obstanteil bei 20 %. Obst wird vormittags gegessen, Gemüse mittags und abends.

Warum ist das wichtig? Obst enthält sehr viel Zucker, viel Wasser und wird dadurch auch schneller durch die Verdauungswege geschleust als Gemüse. Trifft das Obst im Darm auf noch nicht verdautes Gemüse, dann fängt das Obst an zu gären. Das liegt auch am hohen Zuckergehalt des Obstes. Die Gärung erzeugt Blähungen, unter deren unangenehmen Auswirkungen viele Menschen leiden. Das ist insbesondere dann der Fall, wenn die Bakterienzusammensetzung im Darm nicht in Ordnung ist

▶ Regel 10: Kauen Sie gründlich!

Diese Regel möchte ich Ihnen besonders ans Herz legen. Gut gekaut ist halb verdaut und macht schneller satt – nicht nur während des Basenfastens. Sie sollten es eigentlich immer tun. Schon der Arzt F.X. Mayr erhob das richtige Kauen zu einem Grundsatz seiner Mayr-Kur.

Was heißt gründlich kauen? Probieren Sie es aus mit einem dünnen Apfelschnitz – 2 cm dick – als Beispiel: Sie sollten ihn mindestens 30-mal kauen. Fortgeschrittene schaffen 60- bis 80-mal! Nur das, was Sie mit den Zähnen im Mund richtig zerkleinert haben, kann von den Verdauungssäften im Magen und Darm verdaut werden. Je länger Sie kauen und damit den Apfel einspeicheln, umso besser wird er vorverdaut und umso besser kann er im Darm weiter verarbeitet werden. Wenn Sie lange und gründlich kauen, werden sich auch weniger Blähungen entwickeln. Da gutes Kauen lange dauert, essen Sie auch automatisch weniger, denn es ist sehr zeitaufwändig und anstrengend, richtig zu kauen. Und es macht schneller satt.

Tipp: Nehmen Sie immer nur kleine Portionen in den Mund – so fällt das gute Kauen leichter.

Wenn Sie diese 10 goldenen Wacker-Regeln befolgen, dann steht einer erfolgreichen Basenfastenwoche nichts mehr im Weg.

Das Basenfasten-Programm

Frühstück: Frisches Obst der Saison ist das ideale Frühstück. Je nach Saison können Sie einfach eine Banane oder einen Apfel essen oder sich ein leckeres basisches Müsli zubereiten. Ein frisch gepresster Saft ist ein besonders vitalstoffreicher Energieschub am Morgen. Denken Sie an die Wacker-Regel Nr. 10 (siehe Seite 29): Behandeln Sie den Saft, als würden Sie ihn essen: Schluck für Schluck – langsam „kauen", damit die Verdauungsenzyme im Mund ans Werk gehen können.

Mittagessen: Der tägliche Salat – möglichst roh und mit vielen frischen Kräutern – gehört auf den Mittagstisch. Wenn Ihnen ein Salat nicht ausreicht, können Sie im Anschluss noch eine kleine Gemüseportion essen – roh oder gekocht. Wenn Sie keine Rohkost vertragen, können Sie auch einen Salat aus gekochtem Gemüse oder ein Gemüsegericht essen.

Abendessen: Gestalten Sie das Abendessen – bis 18 Uhr – nicht zu üppig. Je nach Jahreszeit bieten sich Gemüsesüppchen oder ein kleines gedünstetes Gemüsegericht an.

Zwischenmahlzeiten: Zwischenmahlzeiten müssen nicht sein, sind aber erlaubt. Wenn Sie zwischendurch Hunger oder Knabbergelüste bekommen, dann trinken Sie erst mal einen Schluck Wasser oder Kräutertee. Erst wenn das nicht ausreicht, essen Sie einige Mandeln, Trockenfrüchte oder Oliven.

Getränke: Trinken Sie 2–3 Liter Quellwasser pro Tag, je nach Jahreszeit warm oder kalt. Auch stark verdünnte Kräutertees sind ein ideales Getränk.

Darmreinigung: Reinigen Sie Ihren Darm alle 2–3 Tage mit Glaubersalz, mit einem Einlauf oder mit Colon-Hydro-Therapie – auch dann, wenn Sie während des Basenfastens jeden Tag Stuhlgang haben.

Bewegung: Überlegen Sie sich rechtzeitig Ihr tägliches Bewegungsprogramm, 30–45 Minuten sollten Sie dafür einplanen. Wenn Sie ein Bewegungsmuffel sind, dann steigern Sie Ihre sportliche Aktivität langsam – Schwimmen, Walken und Joggen sind gute Sportmöglichkeiten für Anfänger.

Sonstige Maßnahmen: Schaffen Sie sich Erholungsinseln in Ihrem Alltag – ein Spaziergang im Wald, eine Ayurvedamassage, ein Basenbad am Abend. Und: Machen Sie Stress-Inventur! Was stresst Sie am meisten in Ihrem Leben? Was können Sie dagegen tun? Gehen Sie den Ursachen auf den Grund und stellen Sie ein Anti-Stress-Programm auf.

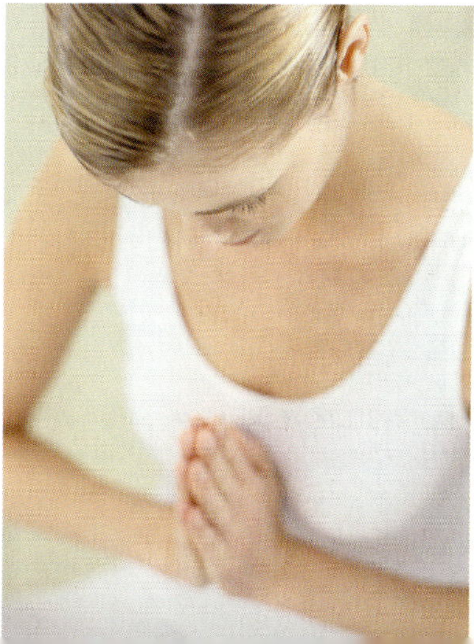

◀ Regelmäßiges Yoga entsäuert auch von innen.

Basische Einkaufsliste

Die folgende Liste enthält die wichtigsten basischen Grundnahrungsmittel, die Sie fürs Basenfasten benötigen. Je nach Rezeptauswahl, die Sie für sich treffen, kommen noch entsprechend Obst, Gemüse, Kräuter, Sprossen, Samen und Pflanzenöle dazu:

- Reines Quellwasser ohne Kohlensäure in ausreichender Menge – Sie benötigen 2,5–3 Liter pro Tag! Empfehlenswerte Sorten sind Lauretana, Plose, Mont Rouscous, Black Forest Pearl.
- Reine Kräutertees: Achten Sie darauf, dass Sie keinen grünen Tee, keinen schwarzen Tee, keinen weißen Tee, keine Früchte, keine Mate und keinen Rooibos enthalten.
- Kaltgepresstes Öl (Oliven-, Sonnenblumen- oder andere Öle)
- Zitronen
- Gomasio (=Sesamsalz)
- Bio-Gemüsebrühe ohne Geschmacksverstärker (Demeter, Rapunzel) als Würfel oder in der Dose
- Sprossenmischungen zum Keimen oder fertig gekeimte Sprossen vom Wochenmarkt
- Frische Kräuter der Saison
- Obst, Salat und Gemüse der Saison
- Kartoffeln sollten Sie während des Basenfastens immer vorrätig haben.

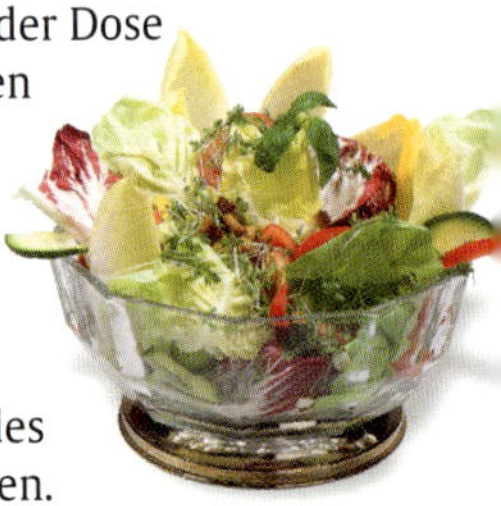

- Äpfel und Bananen sollten ebenfalls immer im Haus sein.
- Trockenfrüchte
- Glaubersalz zur Darmentleerung oder einen Irrigator, wenn Sie Einläufe machen wollen (gibt es jeweils in der Apotheke)
- Basenbad (Apotheke)

Das alles dürfen Sie essen!

Wenn Sie sich die Einkaufstabellen ab Seite 61 anschauen, werden Sie erstaunt sein, wie viel Basen bildende Lebensmittel es gibt, die Sie noch gar nicht kennen. Basenfasten heißt jedoch nicht, dass Sie alles wild durcheinander essen sollten, was Ihnen an Obst und Gemüse so in die Hände kommt. Zwei Dinge sind dabei besonders wichtig: Obst- und Gemüse müssen reif sein und zur Jahreszeit passen. Unreifes Obst und Gemüse wird nicht basisch verstoffwechselt und wenn es nicht in die Saison passt, ist es meist unreif.

Der Saisonkalender auf der folgenden Seite zeigt Ihnen die Reifezeiten der wichtigsten Obst- und Gemüsesorten. Achten Sie bitte beim Kauf von Saisonlebensmitteln darauf, dass sie reif sind, denn auch diese werden auf den Märkten und in den Geschäften häufig noch unreif angeboten.

Bio oder nicht Bio?

Das ist eine Frage, die ich immer wieder in meinen Kursen oder per E-Mail gestellt bekomme. Wer mich kennt, weiß, dass ich ein absoluter Verfechter von Biokost bin. Nahrungsmittel aus biologisch-dynamischem Anbau und auch Fertigprodukte, deren Zutaten aus biologisch-dynamischem Anbau stammen, sind meines Erachtens besser. So ergab eine lebensmittelchemische Untersuchung von Orangen aus konventionellem Anbau und Orangen aus biologischem Anbau, dass der Vitamin-C-Gehalt der Bio-Orangen um 20% höher lag als der von Orangen aus konventionellem Anbau – wenn das kein Argument ist! Sie

Saisonkalender für Obst und Gemüse

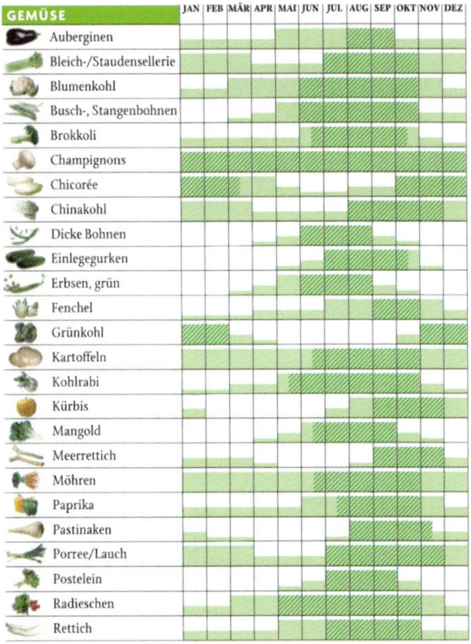

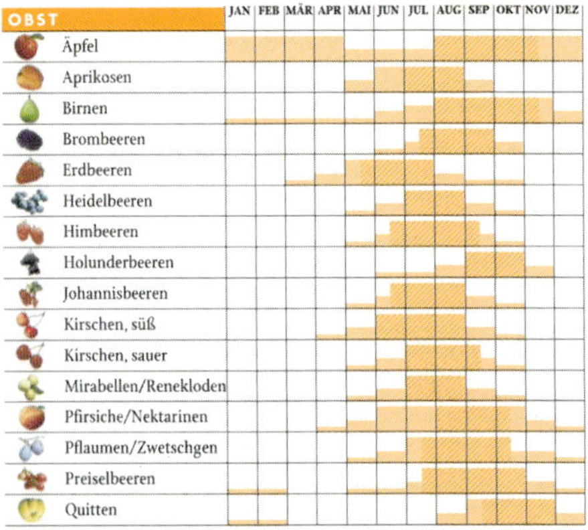

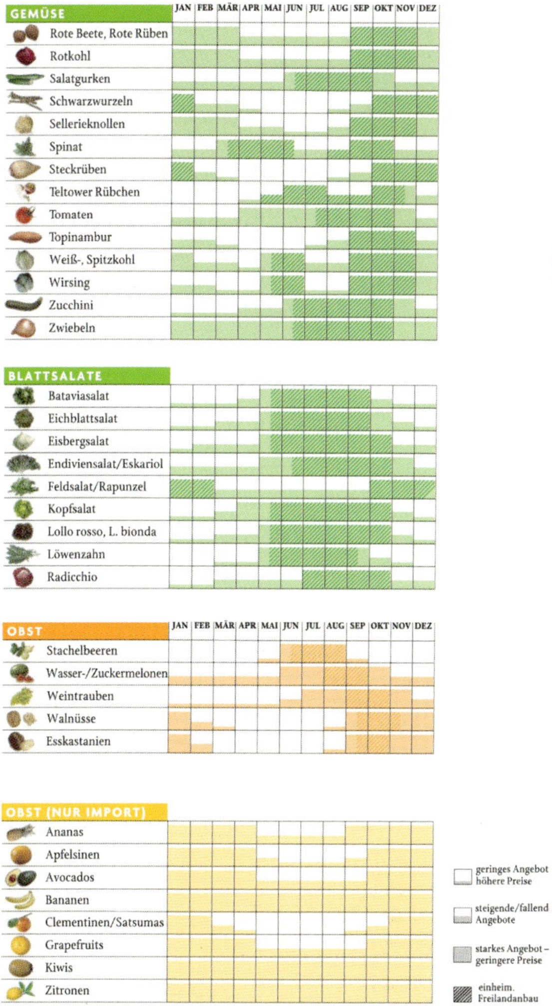
GEMÜSE
JAN FEB MÄR APR MAI JUN JUL AUG SEP OKT NOV DEZ
Rote Beete, Rote Rüben
Rotkohl
Salatgurken
Schwarzwurzeln
Sellerieknollen
Spinat
Steckrüben
Teltower Rübchen
Tomaten
Topinambur
Weiß-, Spitzkohl
Wirsing
Zucchini
Zwiebeln
BLATTSALATE
Bataviasalat
Eichblattsalat
Eisbergsalat
Endiviensalat/Eskariol
Feldsalat/Rapunzel
Kopfsalat
Lollo rosso, L. bionda
Löwenzahn
Radicchio
OBST
JAN FEB MÄR APR MAI JUN JUL AUG SEP OKT NOV DEZ
Stachelbeeren
Wasser-/Zuckermelonen
Weintrauben
Walnüsse
Esskastanien
OBST (NUR IMPORT)
Ananas
Apfelsinen
Avocados
Bananen
Clementinen/Satsumas
Grapefruits
Kiwis
Zitronen
geringes Angebot höhere Preise
steigende/fallend Angebote
starkes Angebot – geringere Preise
einheim. Freilandanbau

können jedoch auch mit konventionell angebautem Obst und Gemüse basenfasten. Sie müssen nur wissen, dass der Vitamin- und auch der Mineralstoffgehalt dann entsprechend geringer sind, und damit der gesundheitliche Wert sinkt. Wenn Sie bislang nicht von Bioanbau überzeugt sind, dann lassen Sie sich einfach noch Zeit und beginnen erst einmal, sich überhaupt an Obst und Gemüse zu gewöhnen. Denn: Jeder Säurebildner, den Sie gegen einen Basenbildner austauschen, ist schon ein Gewinn für Ihre Gesundheit.

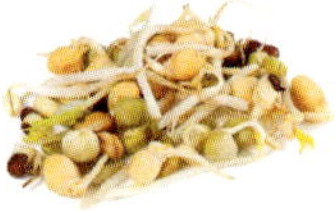

Sprossen und Keimlinge

Sprossen und Keimlinge sind die Stars des Basenfastens. Sie enthalten so viele Vitalstoffe, dass Sie sich um die Versorgung mit Vitaminen, Mineralien, Enzymen und bioaktiven Stoffen keine Sorgen machen müssen, wenn Sie täglich frische Keimlinge essen. Keimlinge enthalten mehr Vitalstoffe als die Samen, denn durch den Keimprozess vervielfacht sich der Vitalstoffgehalt. Und: Frischer können Sie Vitalstoffe nicht bekommen.

GUT ZU WISSEN

In gekeimter Form sind Getreide beim Basenfasten erlaubt – sonst nicht!

Frische Keimlinge erhalten Sie in Naturkostläden, auf Wochenmärkten und auch in vielen Supermärkten. Achten Sie dabei aber auf das Haltbarkeitsdatum und schauen Sie sich die Keimlinge ganz genau an, ob sie auch frisch sind. Billiger und mit Frischegarantie ist es, sie zu Hause selbst zu ziehen. Sprossenzucht ist ganz einfach – im Handel gibt es eine ganze Reihe von Keimgläsern und

Keimgerätschaften. Ich bevorzuge das Sprossenglas der Firma Eschenfelder – es ist das einfachste System, leicht zu handhaben und zu reinigen.

Wenn Sie AnfängerIn sind nehmen Sie erst einmal die großen, leicht zu keimenden Samen wie Sonnenblumenkerne, Linsen und Kichererbsen. Auf diese Weise ist Ihnen der Keimerfolg sicher. Kleine Samen und schleimende Samen erfordern etwas mehr Erfahrung. Infos finden Sie auch in der Literaturliste auf Seite 93.

Basische Fertigprodukte

Fertig- oder Halbfertigprodukten sind praktisch, wenn es schnell gehen soll, aber sie enthalten häufig Säurebildner und darüber hinaus Zutaten, die nicht der Gesunderhaltung dienen, wie Zucker, Zuckeraustauschstoffe, Aromastoffe, Geschmacksverstärker, Konservierungsmittel, Emulgatoren oder Farbstoffe.

Fertigprodukte machen auch vor Naturkostläden nicht halt. Nicht alles, was ein Reformhaus oder ein Naturkostladen zu bieten hat, ist automatisch gesund. Dennoch gibt es in Reformhäusern und Naturkostläden, aber auch in Supermärkten Fertigprodukte, die sich durchaus zum Basenfasten verwenden lassen und den Entsäuerungseffekt unterstützen oder wenigstens nicht stören. Auf Seite 74 finden Sie eine Liste mit empfehlenswerten Zubereitungen, die Sie während der Basenfastenzeit verwenden können. Da ständig „Neuerscheinungen“ auf den Markt kommen, ist es unmöglich, solche Listen zu vervollständigen. Auch ist das Lebensmittelangebot regional sehr unterschiedlich. Daher mein Tipp: Drehen Sie jede Packung um und lesen Sie die Zutatenliste!

Diese Zutaten dürfen nicht enthalten sein, wenn Sie ein Fertigprodukt fürs Basenfasten verwenden möchten:

GUT ZU WISSEN

Fertiggerichte bitte nur ohne diese Zutaten

- Fleisch- und Wurstwaren
- Fisch und Krustentiere
- Milchprodukte aller Art, auch Käse, egal welcher Herkunft
- Weizen und andere Getreide, Reis
- Soja, Tofu und andere Sojaprodukte
- Knoblauch, Bärlauch
- Zucker
- Fruchtzucker
- Sorbit
- Zuckeraustauschstoffe wie Aspartam oder Cyclamat
- Geschmacksverstärker wie Glutamate oder Guanylate
- Essig
- Aromastoffe
- Konservierungsmittel
- Emulgatoren
- Farbstoffe
- Alkohol
- Koffein und Tein
- Schokolade

Konserven und Tiefkühlkost

Gemüse und Obst in Dosen empfehle ich nicht fürs Basenfasten – der Verlust an Geschmack und wertvollen Inhaltsstoffen ist zu groß. Oft sind auch Zucker und andere Stoffe zugesetzt. Gemüse und Obst aus dem Glas ist in Ausnahmefällen erlaubt (siehe Seite 74).

Tiefkühlobst, -gemüse und -kräuter sind zwar rein rechnerisch basisch, aber geschmacklich kommen sie an Frischkost nicht heran. Da es aber beim Basenfasten vor allem um das geschmackliche Erlebnis beim Entsäuern geht, sollten Sie Tiefkühlkost während der Basenfastenzeit nur als Notlösung betrachten.

GUT ZU WISSEN

- Rotkohl im Glas enthält immer Essig!
- Die meisten schwarzen Oliven sind mit Eisenglukonat gefärbt – führt in großen Mengen zu Verstopfung und Magen-Darm-Beschwerden!

Getränke

Erlaubt ist kohlensäurefreies Wasser (siehe Liste Seite 76). Empfehlenswert sind auch alle Kräutertees, die keine Früchte, keinen Rooibos, keinen schwarzen Tee, keinen grünen Tee, keinen weißen Tee und keine Farb-, Aroma- und sonstige Zusatzstoffe enthalten. Bitte trinken Sie alle Kräutertees sehr verdünnt – ein Beutel Tee auf einen Liter Wasser genügt. Auch der 7 × 7 Tee von Orgon ist erlaubt. Er wirkt stark entsäuernd und sollte daher nur in kleinen Mengen getrunken werden.

Frisch gepresste Obst- und Gemüsesäfte sind beim Basenfasten ein Muss. Geräte wie „Champion“ oder „Greenstar“ entsaften sehr schonend und sind deshalb zu empfehlen. Beachten Sie bitte, dass frisch gepresste Säfte keine Getränke, sondern Nahrungsmittel sind. Verzehren Sie diese während des Basenfastens möglichst langsam, als würden Sie den Saft essen.

Diese Lebensmittel bitte meiden!

Der Erfolg des Basenfastens hängt in erster Linie davon ab, dass Sie alle Säurebildner während dieser Zeit weglassen. Nur so kann Ihr Organismus die Entsäuerung in Gang bringen. Säurebildner sind alle tierischen Nahrungsmittel und die Getreidesorten. Keine Angst: Sie müssen nicht für den Rest Ihres Lebens auf Säurebildner verzichten, Sie sollen Sie nur für ein oder zwei Wochen von Ihrem Speiseplan streichen. Für diese Zeit sind die hier aufgelisteten Säurebildner erst einmal tabu.

Sie finden in der folgenden Liste auch Nahrungsmittel, die keine oder nur wenige Säuren bilden, unter anderem Knoblauch und Bärlauch, da sie Geschmackskiller sind. Eine Zehe Knoblauch übertönt jeden Eigengeschmack eines Nahrungsmittels. Mir geht es darum, dass Sie die Geschmackvielfalt pflanzlicher Lebensmittel kennen lernen. Deshalb sehe ich Knoblauch und Bärlauch nicht gerne auf dem Basenfastenspeiseplan.

Auch Soja und Sojaprodukte sind keine Säurebildner, aber sie enthalten pflanzliches Eiweiß in sehr hoher Konzentration – das kann die Stoffwechselentlastung beim Basenfasten behindern. Zudem reagieren viele Menschen allergisch auf Sojaprodukte.

Eine Liste aller Nahrungsmittel von A–Z finden Sie ab Seite 78. Hier ist bei jedem Nahrungsmittel angegeben, ob es sich fürs Basenfasten eignet oder nicht.

GUT ZU WISSEN

Beim Basenfasten nicht erlaubt

- jede Art von Fleisch
- Wurstwaren, Schinken
- Fleischbrühen
- Fische und Schalentiere
- Milchprodukte (auch Quark, Jogurt, Kefir, Molke, auch von Schaf und Ziege)
- Butter, Rohmilch, Sahne
- Käse, Frischkäse
- fettarme Milchprodukte
- Ei (Eiweiß, Eidotter)
- Senf, Essig
- Hülsenfrüchte (Linsen, Bohnen, Kichererbsen)
- Spargel, Rosenkohl, Artischocken
- Knoblauch, Bärlauch
- Nüsse (außer Mandeln und frische Walnüsse)
- kohlensäurehaltige Getränke (auch Mineralwässer)
- alle Vollkornprodukte, egal von welchem Getreide
- Zucker, alle Arten
- Süßigkeiten, auch zuckerfreier Kaugummi
- Eis, auch Wasser-, Jogurt- und Sojaeis
- alle Weißmehlprodukte; auch graue Brötchen
- Essener Brot – traditionell aus vorgekeimtem Getreide hergestellt
- alle Teigwaren, auch Mais-, Dinkel-, Kamut-, Hirse-, Reis- und Sojanudeln
- Sojaprodukte, Tofu
- geschälte und polierte Getreide, polierter Reis
- gehärtete, raffinierte Fette und Öle, billige Salatöle, Margarine (auch Diätmargarine)
- Kaffee (Bohnen-, Getreide-, Instantkaffee, koffeinfreier Kaffee)
- Tee (schwarzer, grüner und weißer)
- Rooibostee, Matetee
- Eistee mit Zucker oder Süßstoff
- Volvic-Tees und -Fruchtgetränke (Zucker, Aromastoffe)
- Früchtetees
- Softdrinks wie Limonaden, Cola
- Alkohol

Basische Rezeptideen

Vielen Neulingen des Basenfastens erscheint es unmöglich, ohne die beliebten Säurebildner wie Fleisch, Fisch, Milchprodukte und Getreide ein leckeres Essen zu bereiten. Für meine fünf bislang erschienenen Bücher zum Thema Basenfasten habe ich über 200 rein basische Rezepte entwickelt – da ist für jeden Geschmack was dabei. Ich bin sicher, auch Sie werden dabei Ihre Lieblingsgerichte finden. Zum Reinschnuppern hier eine kleine Auswahl an basischen Rezeptideen. Bevor Sie sich nun Ihre Rezepte für die Basenfastenwoche zusammenstellen, schauen Sie genau auf den Saisonkalender auf Seite 34 und wählen Sie dann die Obst- und Gemüsesorten, die reif sind.

Grundrezept basisches Müsli

Das von mir entwickelte basische Müsli ist beim Basenfasten der Ersatz für die herkömmlichen Müslis. Anstelle der sonst üblichen Haferflocken, Cornflakes, Flockenmischungen mit Obst oder Nüssen oder Crunchys können Sie Erdmandelflocken verwenden. Erdmandelflocken sind unter dem Namen Chufas Nüssli in Reformhäusern und Naturkostläden erhältlich. Sie können sie aber auch in der Apotheke bestellen. Es sind Wurzelknöllchen, die vom Aussehen und vom Geschmack her an Mandeln erinnern und angenehm süß schmecken. Sie enthalten viele Ballaststoffe, Vitamin E und B-Vitamine.

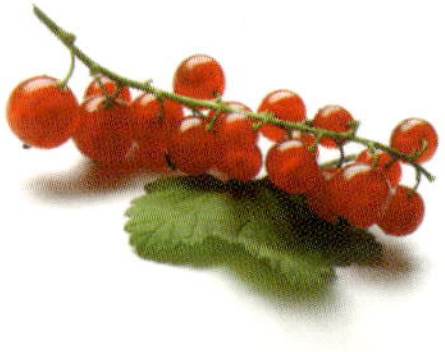

Zutaten (1 Portion) · Zubereitungszeit 10 Minuten

1 Banane, 1 Apfel oder anderes Obst der Saison, 2 TL Erdmandelflocken, Saft einer halben Zitrone oder Orange, 1 EL Mandelblättchen

- Die Banane zerdrücken, den Apfel reiben, anderes Obst eventuell zerkleinern. Die Mandelblättchen zusammen mit den Erdmandelflocken unter das Obst mischen. Den Zitronen- oder Orangensaftsaft dazugeben und ein wenig durchziehen lassen.

Sie können sich nun Ihr basisches Müsli ganz nach Belieben selbst zusammenstellen – solange die Zutaten Basenbildner sind. Und so geht es: Verwenden Sie ein bis drei Obstsorten, die zur Jahreszeit passen. Im Sommer und im Frühherbst haben Sie jede Menge Beerensorten zur Auswahl, wie Erdbeeren, Himbeeren, Heidelbeeren, Stachelbeeren, Johannisbeeren, Jostabeeren, aber auch Kirschen, Äpfel, Birnen, Pfirsiche, Nektarinen, Mirabellen, Pflaumen, Feigen ...

Im Februar oder März – in der eigentlichen Fastenzeit – ist die Auswahl an frischem Obst nicht sehr groß: Bananen, Orangen, Ananas und Äpfel. Dafür gibt es eine Menge Trockenfrüchte, die Sie natürlich auch in das Müsli mischen können.

Tipp

Anstelle der Mandeln können Sie auch einen Teelöffel Mandelmus verwenden. Anstelle der Chufas Nüssli passen auch Sonnenblumenkerne, Sonnenblumenkeimlinge, Linsenkeimlinge, Blütenpollen oder 2 Teelöffel geschrotete Leinsamen.

Grundrezept Salatsoße

Wichtig ist beim Basenfasten, die Dressings ohne Essig, Knoblauch, Senf und Milchprodukte zuzubereiten.

Zutaten (2 Personen) · Zubereitungszeit 5 Minuten

4 EL Olivenöl (möglichst frisch), Saft von 1 Zitrone, etwas Pepe misto (frisch gemahlene weiße, rote und schwarze Pfefferkörner), 1 Prise Meersalz, einige Blätter Basilikum, einige Blätter Zitronenthymian, 1 kleine Zwiebel

- Die Zwiebel klein schneiden, die Basilikumblätter klein zupfen. Alle Zutaten mischen und gut verrühren. Wenn Sie diese Kräuter gerade nicht zur Hand haben, können Sie natürlich die Kräuter verwenden, die Sie haben und auch mögen.

Blattsalate der Saison mit Sprossen

Mit der genannten Salatsoße lassen sich jede Menge Salatvariationen zaubern – denken Sie bitte daran, Rohkostsalate bis maximal 14 Uhr zu verzehren.

Zutaten (2 Personen) · Zubereitungszeit 10 Minuten

2 Hände voll Blattsalat der Saison, beispielsweise Eisbergsalat, 1 Hand voll frische Sprossen wie Kresse- oder Brokkolisprossen, 1 EL Ölsaatenmischung, Salatsoße (siehe oben)

- Den Blattsalat waschen, klein zupfen und abtrocknen lassen. Das mediterrane Dressing zubereiten und mit den Salatblättern vermischen. Die frischen Sprossen und die Ölsaatenmischung locker über dem Salat verteilen.

Grundrezept Basensuppe

Dieses Grundrezept ist für alle diejenigen ein Hit, die sich nicht Abend für Abend an den Herd stellen wollen oder können. Es erfordert auch keine großen Kochkenntnisse und ist mit ein wenig gutem Willen von jedermann/-frau machbar. Und so funktioniert es:

Zutaten (2 Personen) · Zubereitungszeit 15 Minuten

1 Gemüsebrühwürfel, 1 l Wasser, eine Hand voll frische Kräuter nach Wahl wie Glattpetersilie, Liebstöckel, eventuell 1 mittelgroße Zwiebel, 1 Gemüsesorte, beispielsweise 2–3 Kartoffeln

- Brühwürfel und Wasser in einen Topf geben und erhitzen. Die Zwiebel schälen und fein schneiden, das Gemüse schälen, in dünne Scheiben schneiden und zur Brühe geben – je dünner Sie die Scheiben schneiden, umso schneller ist das Gemüse gar. Die Kräuter werden erst dazugegeben, wenn die Suppe im Teller ist, damit die Nährstoffe erhalten bleiben.

Dieses Grundrezept können Sie nun täglich verändern, indem Sie eine andere Gemüsesorte und/oder andere Kräuter verwenden, beispielsweise: Kohlrabi, Karotten, Pastinaken, Petersilienwurzel, Brokkoli, Lauch, Staudensellerie und Selleriegrün, grüne Bohnen, Grünkohl, Wirsing, Rote Bete …

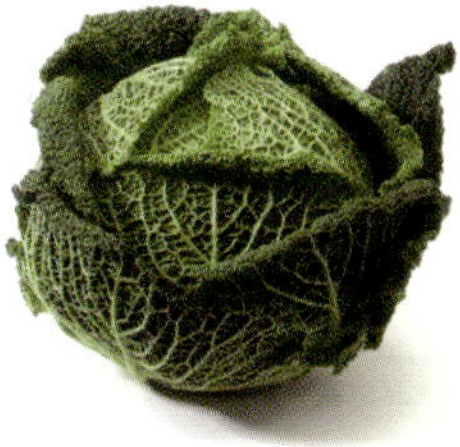

Grundrezept Gemüsegericht

Die für das folgende Kartoffel-Karotten-Gemüse mit Zwiebeln verwendeten Gemüsesorten können Sie jederzeit gegen andere Gemüsesorten austauschen.

Zutaten (2 Personen) · Zubereitungszeit 15 Minuten

6 kleine neue Kartoffeln, 2 mittelgroße Karotten, 1 kleine Zwiebel, etwas weißer Pfeffer, etwas Kräutersalz, 2 EL Olivenöl, eine Hand voll Glattpetersilie

- Die Kartoffeln waschen, schälen und in kleine Würfel schneiden. Die Karotten unter fließendem Wasser mit der Gemüsebürste abbürsten und in kleine Würfel schneiden. Die Glattpetersilie waschen und klein hacken. Die Gemüse im Gemüsedämpfer al dente garen. Die Zwiebel fein würfeln und im Olivenöl glasig dünsten. Das im Gemüsedämpfer gegarte Gemüse in der Zwiebel-Öl-Mischung und der Glattpetersilie wenden – nicht mehr weiter erhitzen. Mit den Gewürzen abschmecken und servieren.

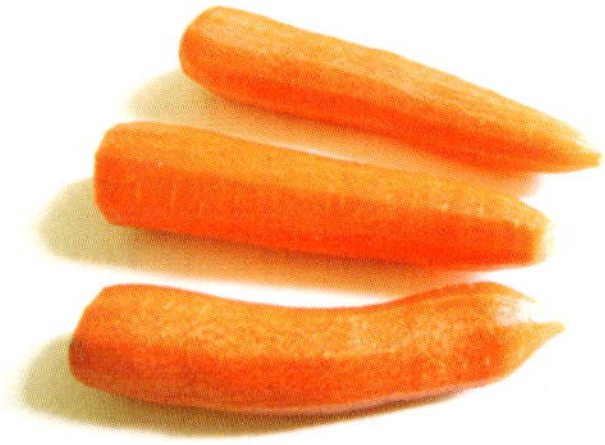

Basenfasten unterwegs

Basenfasten zu Hause ist einfach. Aber unterwegs? Bei der Arbeit, auf Geschäftsreisen – geht das überhaupt? Na klar, Basenfasten ist alltagstauglich und Sie können es zu Hause, im Büro oder im Hotel durchführen.

Basenfasten am Arbeitsplatz

Wie aufwändig Basenfasten für Sie wird, hängt davon ab, welche Essensmöglichkeiten Sie an Ihrem Arbeitsplatz haben und wie viel Zeit Ihnen die Pause bietet.

GUT ZU WISSEN

Das sollten Sie am Arbeitsplatz dabei haben

- Ihre Getränke – Wasser oder Kräutertee
- Ihre basischen Pausensnacks
- Gut ist auch immer ein Gemüsebrühwürfel, den Sie zur Not mit etwas heißem Wasser in ein Teeglas geben können. Eine kleine Gemüsebrühe rettet Sie bei Hungerattacken.

Kochmöglichkeit am Arbeitsplatz: Hier können Sie sich vorbereitetes Essen von zu Hause mitbringen, beispielsweise eine Suppe oder ein Gemüsegericht, das Sie nur noch aufwärmen müssen.

Keine Kochmöglichkeit am Arbeitsplatz: Kein Problem – bringen Sie sich Ihr basisches Essen fertig von zu Hause mit, beispielweise einen Kartoffelsalat oder einen Salat aus rohem oder gekochem Gemüse. Auch das geht immer:

GUT ZU WISSEN

Auswärts essen – darauf sollten Sie achten

- Salat ohne Essig, Senf, Jogurt, Sahne, Fisch, Fleisch, Schinken, Wurst, Käse, Knoblauch, Brot (Croutons), Eier
- Gemüse ohne Sahnesoßen, Käsesoßen, Speckmantel (bei Bohnen beliebt)
- Bratkartoffeln ohne Schweineschmalz (tun die Schweizer gerne in ihr Rösti), ohne Speck oder Schinken

Gewaschene Salatblätter in einer Schüssel und die bereits vorbereitete Salatsoße in einem Glas mitnehmen. Mein Sohn macht das immer so, weil ihm das Kantinenessen in seinem Betrieb nicht schmeckt.

Kantine: Auch dort können Sie 100% basisch zu Mittag essen. Allerdings wird es nötig sein, mit dem Koch Kontakt aufzunehmen und ihn bezüglich der Gemüsegerichte und der Salatdressings zu befragen. Herkömmliche Salatdressings sind nicht basisch und Gemüse ist meist mit Butter und Sahne zubereitet. Manche Großkantinen sind eher unflexibel, die meisten Kantinen können aber wenigstens ein rein basisches Gericht anbieten – und seien es nur Pellkartoffeln. Wenn Sie die Möglichkeit haben, in der Kantine einen Salat ohne Dressing zu bekommen, dann können Sie sich ein basisches Dressing von zu Hause mitnehmen oder den Koch einfach um Öl, Zitronensaft, Pfeffer und Salz bitten.

„Schnell"-Restaurant oder Restaurant um die Ecke: Sogar in Schnellrestaurants bekommen Sie basisches Essen! Ob das von allzu guter Qualität ist, kann man zwar bezweifeln. Aber es gibt durchaus Angebote, beispielsweise Eisbergsalat mit Oliven, Tomaten und Zwiebeln ohne Dressing beim Türken.

Bei Restaurants ist die Chance auf eine gute Qualität des Essens größer. Dabei liegen die Italiener ganz vorn. Bei einem guten Italiener bekommen Sie auf Wunsch immer einen Salat ohne Dressing. Verlangen Sie statt Aceto Balsamico eine halbe Zitrone – und schon ist der Salat basisch. Ein guter Italiener macht Ihnen auf Wunsch auch immer eine Gemüseplatte mit gekochtem Gemüse (Verdure miste bolite), darüber können Sie etwas Olivenöl geben – schmeckt herrlich. Hier auf meiner Lieblingsinsel Elba gibt es zum Essen selbstverständlich immer ein gekochtes Gemüse – gestern Bohnen, heute Zucchini und einen Salat ohne Dressing. Auch manche Vorspeisen (Antipasti) sind basisch: Zucchini, Auberginen, Champignons. Auch haben italienische Restaurants immer das so genannte Aqua Panna – ein mineralienarmes, stilles Wasser. Auf der Karte steht es selten, ist aber oft auf Nachfrage zu bekommen.

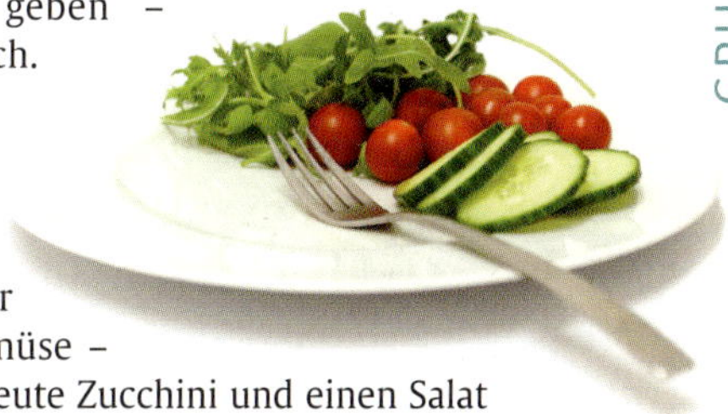

Auch in deutschen, gehobenen Restaurants ist basisches Essen auf Nachfrage möglich. Schwieriger sind da schon griechische (→ viel Fleisch und Knoblauch) und chinesische Restaurants (→ viel Geschmacksverstärker).

GRUNDLAGEN

Basenfasten auf Geschäftsreisen

Das habe ich selbst oft gemacht und kenne vor allem Männer, die das problemlos hinbekommen, wenn sie ihren Bierbauch bezwingen wollen. Nehmen Sie einfach Ihren Einkaufsführer mit und durchforsten Sie die Speisekarte nach Basischem. Auch wenn das in den meisten Fällen sehr ernüchternd ist, sollten Sie sich nicht geschlagen geben: Sie sind der Gast und damit König! Sagen Sie einfach, was Sie wollen, und Sie bekommen es – fast immer! Und wenn nicht, dann ist das Restaurant nicht empfehlenswert, denn in einem guten Restaurant wird man immer bemüht sein, Ihre Wünsche zu erfüllen.

Es ist sicher nötig, dass Sie bei der Auswahl Ihres Menüs nachfragen, wie es genau zubereitet ist. Die Möglichkeiten

▼ Einen Apfel gibt es an jedem Frühstücksbüffet.

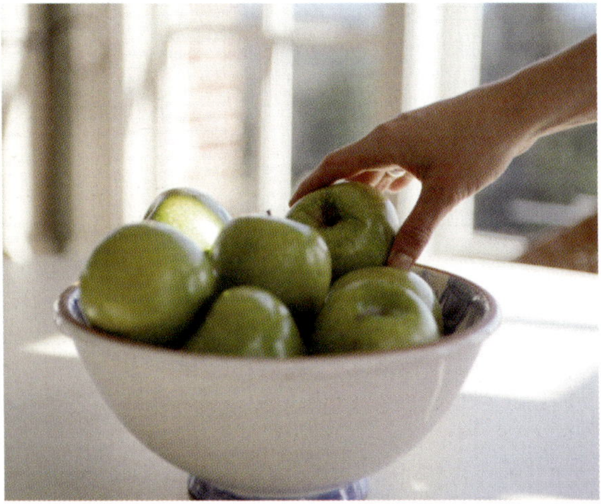

GUT ZU WISSEN

Das basische Reise-Paket für unterwegs

- Quellwasser bzw. stilles Wasser
- Teebeutel von Ihrem Kräutertee – Hotels haben meist nicht die geeigneten Teesorten
- verschiedene Trockenfrüchte
- Mandeln
- einige Gemüsebrühwürfel
- Obst, wenn Sie es lagern können (Auto)
- ein Basenbad

von Restaurants, Säurebildner in das Essen zu schmuggeln, sind nahezu unerschöpflich. Da bestellt man grüne Bohnen und sie werden im Speckmantel serviert. Wenn Sie dem Koch genau sagen, was Sie essen wollen und was in dem Gericht nicht drin sein darf, dann sollte es klappen. Wichtig ist, dass Sie sich vor der Reise mit basischem Proviant eindecken.

Ihr Basenfasten-Programm im Hotel

Frühstück: In den meisten Hotels finden Sie eine Auswahl an frischem Obst oder einen frischen Fruchtsalat. Wenn der Fruchtsalat mit Dosenobst gemischt ist, sollten Sie auf das frische Obst ausweichen. Wenigstens Bananen haben alle Hotels.

Nehmen Sie vorsichtshalber Ihre eigenen Teebeutel mit, da die meisten Hotels nur schwarze, grüne, Früchte- und aromatisierte Tees haben. Pfefferminz- oder Kamillentee können Sie trinken, allerdings nicht mehr als eine kleine Kanne pro Tag – mehr als 3 Liter Pfefferminztee kann zu Blähungen führen.

Zwischenmahlzeiten: Nehmen Sie von den Snacks, die Sie dabei haben. Auch eine Banane ist da ganz unkompliziert.

Mittagessen: Wenn es ein Büffet gibt, können Sie sich die Gerichte aussuchen, die ohne Säurebildner sind. Sollten Sie nichts finden, dann fragen Sie nach.

Abendessen: Lassen Sie sich eine klare Gemüsesuppe machen und sagen Sie, dass Sie keine Gemüsesuppe mit einem Fleischfond möchten. Auch Bratkartoffeln mit Olivenöl oder Pellkartoffeln sind eine Möglichkeit.

Getränke

Während eines anstrengenden Arbeitstages vergisst man leicht das Trinken. Stellen Sie eine Flasche Wasser neben sich und vergessen Sie nicht, 2,5–3 Liter zu trinken.

Bewegung

Wenn Sie die Möglichkeit haben, sich das Hotel auszusuchen, dann ist ein Hotel mit Park in der Nähe oder mit einem kleinen Fitnessraum oder einem Schwimmbad ideal. Zur Not tut es auch ein ausgedehnter Abendspaziergang nach Ihrer Arbeit.

Darmreinigung

Wenn Sie länger als drei Tage beruflich unterwegs sind, dann sollten Sie an Ihre Darmreinigung denken. In diesem Fall würde ich die Reinigungsmethode mit dem Reiseirrigator (Apotheke) empfehlen. Wenn Sie nur ein, zwei Nächte im Hotel sind, dann ist es bequemer, die Darmreinigung zu Hause durchzuführen.

Erholung

Da Alkohol beim Basenfasten tabu ist, gibt es keinen Grund, bis tief in die Nacht mit Kollegen an der Bar rumzuhängen, was Ihrem Erholungsbedürfnis gerecht wird. So sind Sie am nächsten Morgen wieder fit. Nehmen Sie sich ein schönes Buch mit und gehen Sie früh schlafen.

Wenn das Hotelzimmer über eine Badewanne verfügt, dann ist auch ein Basenbad eine gute Möglichkeit zum Abschalten.

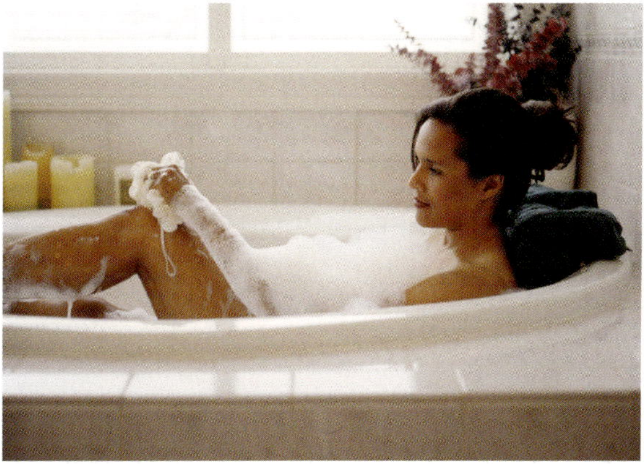

▲ Herrlich entspannend: ein Bad am Abend.

Nach dem Basenfasten

Wenn Sie ein, zwei Wochen Basenfasten geschafft haben und sich nun wieder leichter und wohler fühlen, dann stellt sich vor allem die Frage: Wie können Sie diesen Erfolg so lange wie möglich erhalten? Ganz einfach: Achten Sie auf ein ausgewogenes Verhältnis von Säure- und Basenbildnern auf Ihrem täglichen Speiseplan. Ausgewogen, das heißt in Bezug zum Säure-Basen-Haushalt: Ernährung nach der 80:20-Regel:

GUT ZU WISSEN

80 % der Nahrungsmittel sollten aus Basenbildnern bestehen wie Obst, Gemüse und frische Kräuter. Nur 20% der Nahrung sollten Säurebildner sein.

Sicher ist das ein Ideal, das sich im Alltag nicht immer realisieren lässt. Wichtig ist, dass Sie es vor Augen haben und sich daran orientieren. Versuchen Sie einfach, den Obst- und Gemüseanteil ständig zu erhöhen – das macht schon sehr viel aus. Fleisch, Kaffee, Alkohol, Weißmehl- und Milchprodukte sowie Süßigkeiten sollten dagegen immer seltener auf den Tisch kommen – essen Sie davon so wenig wie möglich. Und schon sind Sie dabei, Ihre Ernährung auf „gesund" umzustellen. Die 80:20-Pyramide zeigt Ihnen auf einen Blick, wie das optimale Verhältnis von Säuren- zu Basenbildnern aussieht.

Beim Basenfasten gibt es kein Fastenbrechen, da während der ganzen Woche gegessen werden darf. Sobald Sie die Basenfastenwoche beendet haben, beginnen die Aufbautage und damit auch schon die Ernährungsweise nach

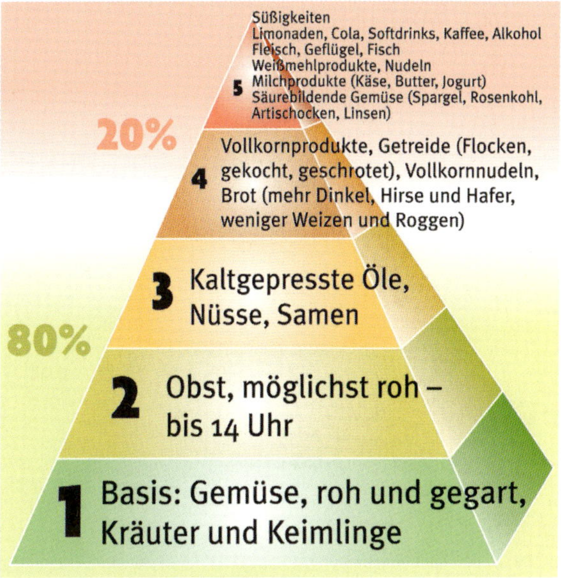
Süßigkeiten
Limonaden, Cola, Softdrinks, Kaffee, Alkohol
Fleisch, Geflügel, Fisch
Weißmehlprodukte, Nudeln
5 Milchprodukte (Käse, Butter, Jogurt)
Säurebildende Gemüse (Spargel, Rosenkohl, Artischocken, Linsen)
20%
4 Vollkornprodukte, Getreide (Flocken, gekocht, geschrotet), Vollkornnudeln, Brot (mehr Dinkel, Hirse und Hafer, weniger Weizen und Roggen)
3 Kaltgepresste Öle, Nüsse, Samen
80%
2 Obst, möglichst roh – bis 14 Uhr
1 Basis: Gemüse, roh und gegart, Kräuter und Keimlinge

▶ Die 80 : 20-Pyramide: Diese Nahrungsmittel dürfen Sie nach dem Basenfasten essen.

dem Basenfasten. Wie Sie Ihre Ernährung nach dem Basenfasten umstellen entscheidet über den langfristigen Erfolg Ihrer Bemühungen.

Mit welchen Nahrungsmitteln können Sie nach Basenfasten wieder einsteigen? Zunächst einmal: Säurebildner sind nicht gleich Säurebildner. Alle Vollkorngetreide bilden zwar Säure, enthalten aber auch jede Menge wertvoller Vitamine und Mineralien und sind daher für eine gesunde Ernährung auf Dauer unverzichtbar. Und auch da gibt es Unterschiede. So sind Hirse, Quinoa, Amaranth und

Dinkel den übrigen Getreidesorten vorzuziehen. Die folgende Liste zeigt Ihnen, in welcher Reihenfolge Sie die Säure bildenden Nahrungsmittel wieder in Ihren Speiseplan aufnehmen können. Auch die beim Basenfasten nicht erlaubten neutralen Lebensmittel und Basenbildner wie Sojaprodukte, Knoblauch und Bärlauch dürfen nun wieder auf den Speiseplan.

GUT ZU WISSEN

Das darf nun wieder auf den Speiseplan

1. Vollkorngetreide: Getreideflocken, gekochtes Getreide, geschrotetes Getreide, Vollkornnudeln, Brot. Vor allem Dinkel, Hirse, Amaranth und Quinoa sind wertvolle Getreidesorten, die wenig Säure bilden
2. Sauer wirkende Gemüse wie Rosenkohl, Artischocken, Spargel
3. Linsen, Bohnen und andere Hülsenfrüchte
4. Milchprodukte, auch Käse, Butter, Jogurt
5. Weißmehlprodukte, auch Nudeln, Pizza, Kuchen und Gebäck
6. Fisch und Krustentiere
7. Geflügel
8. Fleisch vom Rind, Schwein, Kalb, Wild, Lamm, Ziege
9. Wurstwaren
10. Süßigkeiten
11. Kaffee, Schwarztee
12 Limonaden, Cola, andere Softdrinks
13. Alkohol

Und wenn die Säurebildner doch wieder Überhand gewinnen, hilft ein basischer Tag pro Woche (ideal ist meist ein Samstag), die Säuresünden wieder loszuwerden und sich innerlich wieder basischer einzustellen.

GUT ZU WISSEN

Der Basentag zwischendurch

Morgens: Trinken Sie nach dem Aufstehen ein Glas heißes Wasser von Quellwasserqualität (kein Stadtleitungswasser!) oder eine Tasse Ingwertee. Das reinigt und kurbelt die Verdauung an.

Essen Sie zum Frühstück einen Apfel oder eine Banane oder trinken Sie einen frisch gepressten Saft. Verwenden Sie hierfür ein oder zwei Karotten – sie entgiften die Leber.

Kochen Sie sich die erste Kanne Kräutertee (1 Beutel auf 1 l Quellwasser) und trinken Sie den Tee bis mittags leer. Sie können auch Wasser trinken.

Kaufen Sie sich zwei bis drei Gemüsesorten und ein bis zwei Salatsorten der Saison, auf die Sie Lust haben.

Mittags: Bereiten Sie sich einen leckeren Rohkostteller aus grünem Salat und Karotten-, Navets- oder Rettichsalat mit einem basischen Dressing und frischen Sprossen. Im Sommer ist ein Tomatensalat mit Basilikum und Oliven lecker.

Kochen Sie die zweite Kanne Kräutertee, die bis abends geleert sein muss.

Machen Sie am Nachmittag einen ausgedehnten Spaziergang, Joggen oder Walken Sie oder gehen Sie schwimmen und anschließend in die Sauna.

Abends: Essen Sie noch vor 19 Uhr eine basische Gemüsesuppe oder ein kleines basisches Gemüsegericht. Gehen Sie an diesem Abend früh zu Bett.

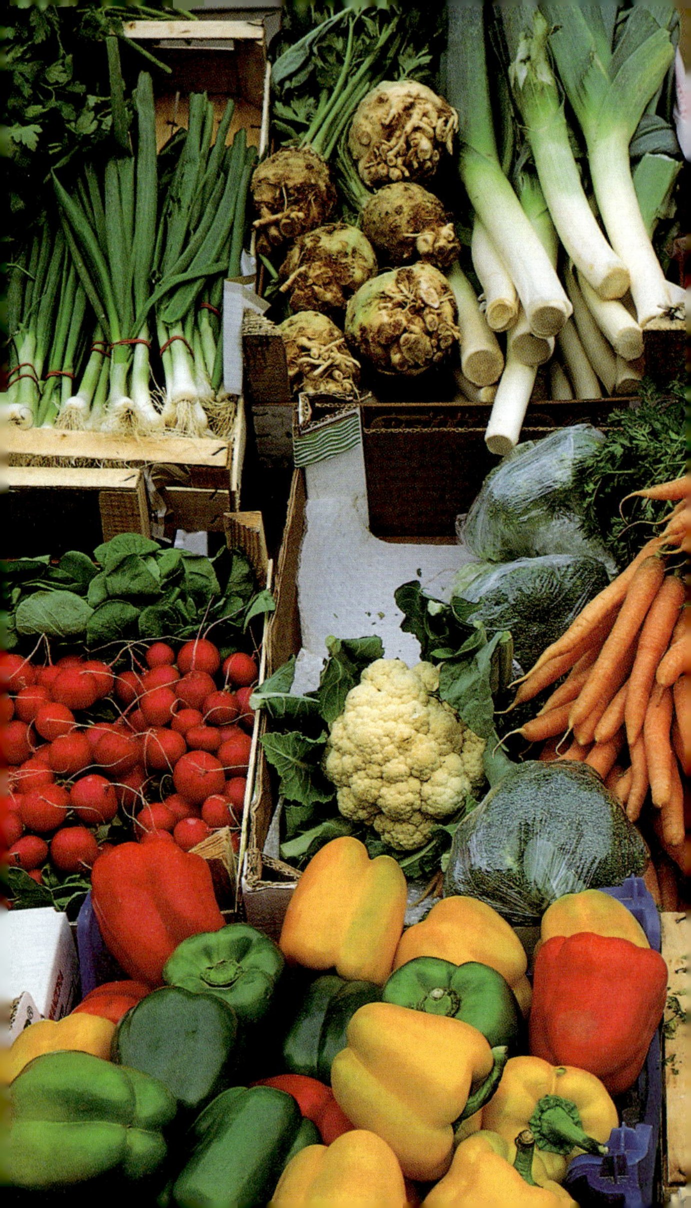

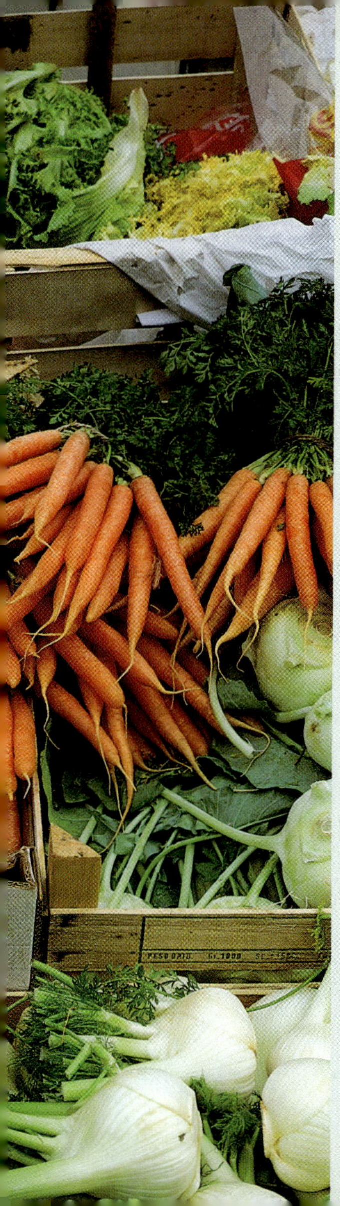

Einkaufs-tabellen

Auf den folgenden Seiten werden alle Nahrungsmittel genannt, die Sie fürs Basenfasten verwenden dürfen – Sie werden erstaunt sein, welche Auswahl Sie haben. Wenn Sie dort ein bestimmtes Nahrungsmittel nicht finden, dann schauen Sie einfach in die Gesamtliste am Ende des Kapitels – hier werden Sie garantiert fündig.

Nahrungsmittel, die Basen spenden

Die in den folgenden Tabellen genannten Basen bildenden Lebensmittel und Getränke bekommen Sie in jedem gut sortierten Lebensmittelgeschäft, Reformhaus und Naturkostladen. Obst, Gemüse, Kräuter und Keimlinge gibt es auf allen Wochenmärkten. Fertigprodukte, die sich zum Basenfasten eignen, und die Hersteller finden Sie in der Liste auf Seite 74.

Trockenobst ist eine ideale Zwischenmahlzeit – aber nur, solange es ungeschwefelt ist. In Naturkostläden und Reformhäusern finden Sie eine große Auswahl an getrockneten Obstsorten.

Salate und frische Kräuter stehen beim Basenfasten täglich auf dem Speiseplan. Die ideale Tageszeit für einen Rohkostsalat ist mittags. Dazu und zu jedem Gemüsegericht gehören frische Kräuter – sie peppen jede Mahlzeit geschmacklich auf.

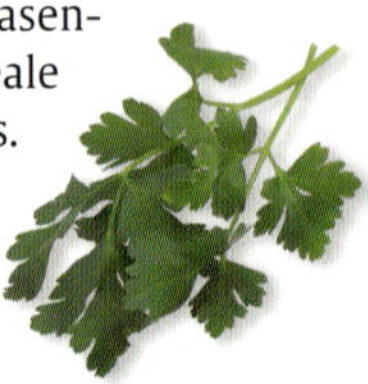

GUT ZU WISSEN

Lust auf Süßes?

Zucker ist beim Basenfasten natürlich tabu – wenn Sie jedoch mal Lust auf Süßes haben, gibt es folgende Möglichkeiten:

- Apfelsaftkonzentrat
- Apfel- oder Birnenkraut
- Agaven- oder Birnendicksaft

Geeignete Obstsorten

Obst	Wertvolle Inhaltstoffe
Äpfel	Pektin
Ananas	Mangan, Enzyme
Aprikosen	Kalium, Vitamin A
Avocados	Kupfer, Kalium, Magnesium, Vit. B_6
Bananen	Kalium, Magnesium, Silizium, Vitamin B_6
Baumerdbeeren (Tamarillos)	*
Berberitze	Vitamin C
Birnen	Kalium, Eisen
Brombeeren	Mangan
Cherrrymoya (Rahmapfel)	Kalium, Calcium, Phosphor, Eisen
Clementinen	Vitamin C
Cranberries	Vitamin C
Datteln, frische	Kalium, Calcium, Magnesium, Eisen, Kupfer
Drachenfrucht	Eisen, Phosphor, Calcium
Esskastanien (Maronen)	Eisen
Erdbeeren	Eisen
Feigen	Kalium, Calcium, Eisen
Granatäpfel	Kalium
Grapefruits	Vitamin C
Guaven	Kalium, Eisen, Vitamin C
Heidelbeeren	Eisen, Mangan
Himbeeren	Eisen, Mangan
Honigmelonen	Eisen, Vitamin A
Jackfrucht	Vitamin C
Jostabeeren	Vitamin C
Kakifrucht (Khakifrucht, Sharonfrucht)	Kalium, Phosphor, Mangan, Vitamine A und B

* keine genauen Angaben verfügbar

Geeignete Obstsorten (Fortsetzung)

Obst	Wertvolle Inhaltstoffe
Kapstachelbeeren (Physalis)	*
Kirschen (sauer, süß)	Folsäure
Kiwis	Kalium, Magnesium, Eisen, Zink, Vitamin C
Kumquats	Vitamin C
Limetten	Vitamin C
Litschis	*
Loquats (jap. Mispel)	Kalium, Calcium, Carotin
Mandarinen	Vitamin C
Mangos	Eisen, Vitamin A
Maracuja (Passionsfrucht)	Kalium, Magnesium, Eisen Vitamin C
Maronen (Esskastanien)	Eisen
Melonen	*
Minneolas (Orangen-mandarinen)	Vitamin C
Mirabellen	Eisen
Nektarinen	Vitamin C
Oliven (grün, schwarz)	Calcium, Eisen – sehr basisch!
Orangen	Vitamin C
Orlando (Kreuzung aus Zitrusfrüchten)	Vitamin C
Pampelmusen	Vitamin C
Papayas	Magnesium, Eisen, Vitamin C, Enzyme
Passionsfrucht (Maracuja)	Kalium, Magnesium, Eisen Vitamin C
Pfirsiche	Eisen
Pflaumen	Kalium, Eisen
Preiselbeeren	Kupfer, Mangan

Geeignete Obstsorten (Fortsetzung)

Obst	Wertvolle Inhaltstoffe
Quitten	Eisen
Reineclauden	Kalium, Eisen
Rhabarber	*
Rosinen	Kalium, Mangan, Eisen
Rote Johannisbeeren	Kalium, Eisen, Mangan
Sanddornbeeren	Magnesium, Vitamin C
Satsumas	Vitamin C
Sauerkirschen	Folsäure
Schwarze Johannisbeeren	Kalium, Eisen, Mangan, Vitamin C
Stachelbeeren	Eisen
Sternfrüchte	*
Trauben	Vitamine B und C
Wasserkastanien	*
Wassermelonen	*
Weintrauben (weiß, rot)	Vitamine B und C
Zitronen	Kupfer, Vitamin C
Zwetschgen	Kalium, Eisen

Trockenobst (ungeschwefelt)

Ananas	Enzyme
Aprikose	Kalium, Eisen, Mangan
Banane	Kalium, Magnesium, Eisen, Mangan
Birne	Eisen, Zink
Brombeeren	Magnesium, Eisen, Zink, Mangan
Feigen	Eisen, Zink
Papaya	Enzyme
Pfirsich	Kalium, Eisen
Rosinen	Eisen, Zink

* keine genauen Angaben verfügbar

Geeignete Gemüsesorten

Gemüse	Wertvolle Inhaltstoffe
Auberginen	Kalium, Magnesium
Bleichsellerie (Staudensellerie)	Kalium, Calcium, Magnesium, Fluor, Vitamin A
Blumenkohl	Kalium, Vitamine C, K , B
Bohnen, grüne	Kalium, Magnesium, Eisen, Mangan, Molybdän, Silizium
Brokkoli	Kalium, Calcium, Magnesium, Eisen, Zink, Mangan, Jod, Vitamine C, A, K, B, Folsäure
Butterrüben, gelbe	Kalium, Eisen
Carli-Paprika	Eisen, Vitamin C
Chinakohl	Vitamin C
Chicorée (rot, weiß)	Vitamin A
Dolma-Paprika	Vitamin C
Eiszapfen	*
Erbsen, frisch	Vitamin B, Folsäure
Fenchel	Kalium, Calcium, Magnesium, Eisen, Mangan, Vitamin C
Frühlingszwiebeln	Kalium, Zink, Mangan
Grünkohl	Kalium, Calcium, Magnesium, Eisen, Mangan, Vitamine A, E, B, sehr viel Vitamin K, Folsäure
Gurke	*
Karotten	Kalium, Calcium, Eisen, Mangan, Vitamin A
Kartoffeln	Kalium, Kupfer, Vitamine der B-Gruppe
Knollensellerie	Kalium, Calcium, Vitamin B, Folsäure
Kohlrabi	Eisen, Selen, Fohlsäure
Kürbisarten	Kalium, Eisen, Mangan, Vitamin A

Geeignete Gemüsesorten (Fortsetzung)

Gemüse	Wertvolle Inhaltstoffe
Lauch (Poree)	Kalium, Calcium, Magnesium, Eisen, Mangan, Silizium, Vitamine B, C, Folsäure
Mangold	Magnesium, Calcium, Eisen, Mangan, Fluor, Vitamine A, B,C
Navets-Rübchen (weiße Rübchen, Teltower Rübchen)	Kalium, Calcium, Vitamin C
Okraschoten	Kalium, Calcium, Magnesium, Eisen, Kupfer, Mangan
Paprika	Kalium, Eisen, Vitamine C und A, E
Pastinaken	Kalium, Calcium, Magnesium, Eisen, Zink, Mangan
Petersilienwurzel	Kalium, Eisen, Kupfer, Fluor
Radieschen	Kalium, Eisen, Kupfer, Fluor, Vitamin C
Rettich	Kalium, Eisen
Romanesco (Blumenkohlart)	*
Rondini (Kürbisart)	*
Rote Bete	Kalium, Magnesium, Eisen, Kupfer, Mangan, Folsäure
Rotkohl	Kalium, Calcium, Magnesium
Schalotten	Kalium, Zink, Mangan
Schwarzer Rettich	Kalium, Eisen (sehr basisch!)
Schwarzwurzel	Kalium, Magnesium, Eisen, Kupfer, Zink, Mangan, Vitamine E, B
Spinat	Kalium, Calcium, Magnesium, Eisen, Mangan, Fluor, Jod, Vitamine A, E, K, B, C
Spitzkohl (Zuckerhut)	*

* keine genauen Angaben verfügbar

Geeignete Gemüsesorten (Fortsetzung)

Gemüse	Wertvolle Inhaltstoffe
Staudensellerie (Bleichsellerie)	Kalium, Calcium, Magnesium, Fluor, Vitamin A
Stielmus	*
Süßkartoffeln	Kalium, Eisen, Kupfer, Mangan, Vitamin B
Teltower Rübchen (Navets)	Kalium, Calcium, Vitamin C
Tomaten	Kalium, Vitamin C, Lycopin
Topinambur	Kalium, Magnesium, Eisen, Zink
Trüffelkartoffeln (blaue Kartoffeln)	*
Urkarotten (Betakarotten)	Kalium, Calcium, Eisen, Mangan, Vitamin A
Weißkohl	Kalium, Calcium, Vitamine E, K
Wirsing	Kalium, Calcium, Eisen, Mangan, Vitamine E, B, C
Zucchini	Kalium, Magnesium, Eisen
Zuckerschoten (Zuckererbsen)	Kalium, Calcium, Magnesium, Eisen, Kupfer, Mangan
Zwiebeln	Kalium, Zink, Mangan

Geeignete Salate, Kräuter und Gewürze

Salate, Kräuter, Gewürze	Wertvolle Inhaltstoffe
Basilikum	Kalium, Calcium, Eisen, Zink, Mangan
Bataviasalat	*
Beinwell	*
Bertramwurzel (Hildegardgewürz)	*
Bibernell	*
Bockshornklee	*
Bohnenkraut	Eisen
Borretsch	Eisen
Brennnessel	Kalium, Calcium, Magnesium, Eisen, Vitamin C
Brunnenkresse	Calcium, Vitamin C
Chinakohl	*
Chicorée (rot, weiß)	Vitamin A
Chilischoten	*
Dill	Calcium, Eisen, Zink, Mangan
Eichblattsalat	*
Eisbergsalat	*
Eistropfensalat	Eisen
Endivien	Kalium, Eisen, Vitamin A
Feldsalat	Kalium, Eisen, Zink, Fluor, Jod, Vitamin A, Folsäure
Fenchelsamen	*
Friséesalat	*
Gänseblümchen	*
Gartenkresse	Kalium, Calcium, Magnesium, Eisen, Mangan, Vitamin C
Giersch	*
Glattpetersilie	Kalium, Calcium, Eisen, Mangan, Kupfer, Zink, Silizium

* keine genauen Angaben verfügbar

Geeignete Salate, Kräuter und Gewürze (Fortsetzung)

Salate, Kräuter, Gewürze	Wertvolle Inhaltstoffe
Hildegard-Gewürze (nach Hildegard von Bingen)	*
Ingwer	Eisen, Kalium, Magnesium, Phosphor,
Kamille	*
Kapern (ohne Essig)	*
Kapuzinerkresse	Calcium, Eisen, Vitamin C
Kardamom	*
Kerbel	*
Koriander	*
Kopfsalat	Vitamine A, K
Kreuzkümmel	*
Kümmel	*
Kurkuma	*
Lattich	*
Lavendelblüten	*
Liebstöckel	Zink, Eisen
Löwenzahn	Kalium, Calcium, Eisen, Mangan
Lollo-Rosso-Salat	*
Lollo-Bionda-Salat	*
Majoran	Eisen
Meerrettich	Kalium, Eisen
Melde (spanischer Spinat)	Eisen
Melisse	*
Mizuna (jap. Senfsalat – grün und rot)	*
Muskatnuss	*
Nelken	*

Geeignete Salate, Kräuter und Gewürze (Fortsetzung)

Salate, Kräuter, Gewürze	Wertvolle Inhaltstoffe
Orchideensalat	*
Oregano	*
Pak Choi (jap. Blattsalat)	*
Petersilie	Kalium, Calcium, Eisen, Mangan, Kupfer, Zink, Silizium, Vitamin K
Pfeffer (weiß, rot, schwarz)	*
Pfeffer (grün)	Vitamin C
Pfefferminze	*
Piment (Nelkenpfeffer)	*
Postelein (Portulak)	Eisen, Magnesium
Radicchio	Eisen, Mangan
Romanasalat	*
Rosmarin	Eisen
Rukola (Rauke)	Kalium, Calcium, Eisen
Safran	*
Salbei	Eisen
Sauerampfer	Eisen, Kalium, Magnesium, Zink
Schabzigerklee	*
Schachtelhalm	Kieselsäure (Silicium)
Schnittlauch	Eisen, Zink, Vitamin K
Schwarzkümmel	*
Sellerieblätter	*
Sprossen	Vitamine, alle Mineralien
Thymian	Eisen (der Eisengehalt von 50 g entspricht der empfohlenen Tagesmenge)
Tumeric (Kurkuma)	*
Vanille	*

* keine genauen Angaben verfügbar

Geeignete Salate, Kräuter und Gewürze (Fortsetzung)

Salate, Kräuter, Gewürze	Wertvolle Inhaltstoffe
Veilchenblüten	*
Wildkräutermischung	*
Winterkresse	*
Ysop	Eisen
Zimt	*
Zitronenmelisse	*
Zitronenpfeffer	*
Zitronenthymian	*
Zucchiniblüten	*

Samen für Sprossen

Samen	Wertvolle Inhaltstoffe	Wirkung
Alfalfa (Luzerne)	*	*
Amaranth	*	*
Bockshornklee		
Brokkoli	Bioaktive Stoffe, Vitamin C	entgiftend
Buchweizen	*	*
Dinkel	*	*
Erbsen (Erbsenspargel)	*	*
Fenchelsamen	*	*
Gerste	*	*
Hafer	*	*
Hirse	Silizium	
Kichererbsen	*	*
Koriandersamen	*	*

Samen für Sprossen (Fortsetzung)

Samen	Wertvolle Inhaltstoffe	Wirkung
Kresse	Vitamin C	*
Leinsamen	ungesättigte Fettsäuren	*
Linsen	*	*
Mungobohnen	B-Vitamine, Vitamine A, C und E, Calcium, Eisen, Kalium, Phosphor	*
Radieschen	*	*
Reis	Vitamin C, B-Vitamine, Calcium,Eisen, Zink, Kalium, Mangan, Phosphor	*
Rettich entgiftend,	*	entschlei-mend
Rosabi (Kohlrabiart)	*	*
Rotklee	*	*
Rukola	*	*
Sesam, ungeschält	Calcium	*
Senf	*	entgiftend
Sojabohnen	*	
Sonnenblumenkerne	ungesättigte Fett-säuren, B-Vitamine, Vitamine D, E, F, K, Proteine, Mangan, Kupfer, Phosphor	*
Weizen	Vitamin B, Proteine	*
Zwiebelsprossen	*	*

* keine genauen Angaben verfügbar

Pilze

	Wertvolle Inhaltstoffe
Austernpilze	Vitamin B
Bovist	*
Champignons	Kalium, Eisen, Kupfer, Jod, Vitamine D, B
Egerlinge	Kalium, Eisen, Kupfer, Jod,
Herbsttrompeten	Kalium, Eisen, Kupfer, Jod, Fluor
Igel-Stachelbart (Pom-Pom blanc)	*
Kräuterseitlinge	Kalium, Eisen, Kupfer, Fluor
Limonenseitlinge	Kalium, Eisen, Kupfer, Fluor
Krause Glucke	*
Morcheln	Kalium, Eisen, Kupfer, Jod, Fluor, Mangan, Vitamin D
Mu-Err-Pilze	*
Pfifferlinge	Kalium, Eisen, Kupfer, Fluor Mangan, Vitamine A, B, D
Portabella-Pilze	
Rosenseitlinge	Kalium, Eisen, Kupfer, Fluor
Samtfußrüpli	Kalium, Eisen, Kupfer, Fluor
Semmelstoppelpilze	*
Shiitake	Kalium, Eisen, Kupfer
Steinpilze	Kalium, Eisen, Kupfer, Jod, Fluor, Vitamine D, B
Trüffel	Kalium, Eisen, Kupfer, Jod, Fluor, Mangan

Sonstige Nahrungsmittel

Nahrungsmittel	Wertvolle Inhaltstoffe
Algen (Nori, Wakame, Hijiki, Chlorella, Spirulina)	Jod, Calcium, Eisen
Blütenpollen	Vitalstoffkonzentrat
Erdmandelflocken (Chufas Nüssli)	Ballaststoffe
Hanfsamen, geröstet	*
Hefeflocken	*
Kanne Brottrunk	*
Kürbiskerne	Magnesium, Eisen, Kupfer, Mangan
Kürbiskernmus	*
Leinsamen, -schrot	Magnesium, Eisen, Mangan, Vit. E
Mandeln	Calcium, Magnesium, Eisen, Mangan, Vitamin E
Mandelmus	Calcium, Magnesium, Eisen, Mangan
Mohnsamen	Magnesium, Eisen, Zink, Kupfer, Mangan
Ölsaatenmischung	*
Sesam	Calcium, Magnesium, Eisen, Zink, Kupfer, Mangan
Sesamsalz (Gomasio)	*
Sonnenblumenkerne	Magnesium, Eisen, Zink, Kupfer, Mangan, Vitamin E
Sonnenblumenkernmus	Magnesium, Eisen, Zink, Kupfer, Mangan
Tahin (Sesammus)	Calcium, Magnesium, Eisen, Zink, Kupfer, Mangan
Umeboshi-Aprikosen	*
Walnüsse (frische)	Magnesium, Mangan, Fluor

* keine genauen Angaben verfügbar

Öle

	Wertvolle Inhaltstoffe
Arganöl (auch geröstet)	ungesättigte Fettsäuren, Vitamin E
Leinöl	ω-3-Fettsäuren, Vitamin E
Distelöl	ungesättigte Fettsäuren, Vitamin E
Hanföl	ω-3-, ω-6-, ω-9-Fettsäuren
Haselnussöl (auch geröstet)	ungesättigte Fettsäuren, Vitamin E
Kürbiskernöl	ungesättigte Fettsäuren, Vitamin E
Maiskeimöl	ungesättigte Fettsäuren, Vitamin E
Olivenöl	ungesättigte Fettsäuren, Vitamin E, Vanadium
Rapsöl, Rapskernöl	ungesättigte Fettsäuren, Vitamin E
Sesamöl (auch geröstet)	ungesättigte Fettsäuren, Vitamin E, Calcium
Sonnenblumenöl	ungesättigte Fettsäuren, Vitamin E, Vanadium
Traubenkernöl	ungesättigte Fettsäuren, Vitamin E
Walnussöl	ungesättigte Fettsäuren, Vitamin E
Weizenkeimöl	ungesättigte Fettsäuren, Vitamin E

Basische Fertiggerichte (Auswahl)

Fertiggericht	Hersteller	Wo erhältlich
Apfelmus ohne Zucker	Eden	Reformhaus
Aprikosen im Glas	Morgenland	Naturkostladen
Asiatische Pilzmischung im Glas	Alber	Naturkostladen
Basilikum in Olivenöl	La Selva	Naturkostladen
Brechbohnen im Glas	Bergquell	Naturkostladen
Champignons im Glas	Alber	Naturkostladen

Basische Fertiggerichte (Auswahl) (Fortsetzung)

Fertiggericht	Hersteller	Wo erhältlich
Crema di Peperoncino	Rapunzel	Naturkostladen
Feigen im Glas	Morgenland	Naturkostladen
Dillgurken ohne Essig	Eden	Reformhaus
Grapefruit im Glas	Morgenland	Naturkostladen
Kalamata-Oliven (schwarz) in Salzlake	Rapunzel	Naturkostladen
Kürbiskerncreme	Eisblümerl	Naturkostladen
Manaki-Oliven (grün) in Olivenöl	Rapunzel	Naturkostladen
Möhren im Glas	Demeter	Naturkostladen
Mohnaufstrich	Eisblümerl	Naturkostladen
Olivenpaste	Rapunzel	Naturkostladen
Pfirsiche im Glas	Morgenland	Naturkostladen
Pfifferlinge im Glas	Alber	Naturkostladen
Pflaumen im Glas	Morgenland	Naturkostladen
Rote Bete, vorgekocht	*	Wochenmarkt, Bioläden, Supermärkte
Rotkohl, vorgekocht	*	Wochenmarkt
Rukolapesto ohne Knoblauch	La Selva	Naturkostladen
Sauerkirschen im Glas	Morgenland	Naturkostladen
Sonnenblumen-kernmus	Monki	Bioladen
Steinpilze im Glas	Alber	Naturkostladen
Tahin (Sesampaste)	*	Reformhaus, Naturkostladen
Tiefkühlgemüse natur, ohne Butter, Sahne und Knoblauch	*	Bioläden, Supermärkte
Verde pesto ohne Knoblauch	La Selva	Naturkostladen

* keine genauen Angaben verfügbar

Empfehlenswerte Wässer

	Wo erhältlich
Aqua Panna	Italienische Restaurants
Black Forest Pearl	Reformhäuser, Getränkehandlungen
Evian	Supermärkte, Restaurants
Lauretana	Naturkostläden, Reformhäuser
Mont Roucous	Reformhäuser
Plose-Wasser	Naturkostläden, Reformhäuser, Restaurants
Vittel	Supermärkte, Restaurants
Volvic	Supermärkte, Restaurants, Reformhäuser

Teesorten

	Hersteller	Wo erhältlich
Abendtraum	Lebensbaum	Naturkostläden
Kräutertraum	Lebensbaum	Naturkostläden
Morgengruß	Lebensbaum	Naturkostläden
Haustee	Lebensbaum	Naturkostladen
Everstaler 24 Kräutertee	Everstaler	Reformhäuser
Basen-Balance	Salus	Reformhäuser

Lebensmittel von A–Z

In der folgenden Liste finden Sie alle Lebensmittel alphabetisch geordnet. Sie zeigt Ihnen auf einen Blick, welche Lebensmittel beim Basenfasten erlaubt sind und welche nicht. Ich habe bewusst darauf verzichtet, die Säure-Basen-Wertigkeit der Lebensmittel anzugeben. Denn beim Basenfasten kommt es nicht darauf an, wie schwach oder wie stark basisch ein Lebensmittel wirkt, sondern ob es überhaupt Basen bildet.

Am besten haben Sie das Buch bei Ihren Einkäufen immer mit dabei. Wenn Sie bei einem Lebensmittel nicht sicher sind, ob es beim Basenfasten erlaubt ist oder nicht, gibt Ihnen diese Liste die Antwort.

Alle grün markierten Lebensmittel sind beim Basenfasten erlaubt, alle rot markierten empfehle ich, während der Basenfastenzeit *nicht* zu essen.

erlaubt	verboten

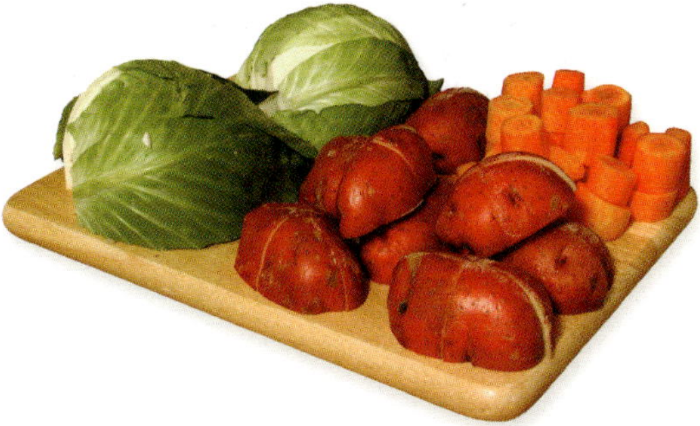

Aal, frisch oder geräuchert
Acerolakirsche
Aceto Balsamico
Adzukibohnen
Adzukibohnensprossen
Agar-Agar
Agavendicksaft
Ahornsirup
Alfalfa-Sprossen (Luzerne)
Algen
Alkoholische Getränke
Aloedicksaft
Amaranth
Amaranthkeimlinge
Amasake (Süßreismilch)
Ananas
Ananas (Dose, gezuckert)
Angelikablüten
Angelikawurzel
Anis
Anistee
Apfel
Apfel-Birnen-Kraut
Apfelessig
Apfelkraut (zum Süßen)
Apfelmus ohne Zucker
Apfelmus, gezuckert
Apfelsinen
Appenzeller Käse
Aprikosen
Aprikosen, getrocknet
Aprikosenkerne
Arame-Algen
Arganöl (auch geröstet)
Artischocke
Artischockenblüte
Artischockenboden
Aspartam (Süßstoff)
Auberginen
Austern
Austernpilze
Avocados
Ayran (türk. Milchprodukt)
Azukibohnen
Azukibohnensprossen
Backerbsen
Bäckerhefe – nicht roh verzehren!
Backferment
Backpflaumen
Baguette
Baiser
Bambus im Glas
Bambussprossen
Bananen
Bananenchips (gezuckert)
Bärlauch
Barsch
Basen-Balance-Tees
Basilikum, grünblättrig
Basilikum, rotblättrig
Basisches Müsli (siehe Rezeptteil)
Basmatireis, geschält
Basmatireis, ungeschält
Bataviasalat
Baumerdbeeren (Tamarillos)
Bavaria Blue (Käse)
Beifuss
Beluga-Linsen
Beluga-Linsen, Sprossen
Berberitzen, reif geerntet
Bergkäse
Betramwurzel (Hildegardgewürz)
Betakarotten (Urkarotten)

Bibernell (Pimpernelle)
Bienenhonig
Bier
Bier, alkoholfrei
Bierhefe
Bierschinken
Birkenpilze
Birnen
Birnenkraut
Birnensirup
Bisquit
Blätterteig
Blattsellerie
Blattzichorie
Blaubeeren
Blaukraut (Rotkohl, Rotkraut)
Bleichsellerie
Bleichzichorie
Blumenkohl
Blütenhonig
Blütenpollen
Bockshornkleesamen
Bockshornkleesprossen
Bohnen, grün aus der Dose
Bohnen, frische grüne
Bohnen, gelbe
Bohnen, schwarz
Bohnen, weiß
Bohnenkraut
Bonbel (Käse)
Bonbons mit Zucker
Bonbons ohne Zucker
Borretsch
Bovist (Pilz)
Brassen (Fisch)
Bratfett
Brathühnchen
Braunhirse
Braunhirsemehl
Braunhirsesprossen
Brechbohnen, frisch, grün
Brennnesselkraut
Brennnesselsamen
Brennnesseltee
Brie
Broccoli (Brokkoli)
Brokkolisprossen
Brombeeren
Brot – alle Sorten
Brot, glutenfrei
Brötchen, auch Vollkorn
Brunnenkresse
Bucheckern
Buchweizen
Buchweizengrütze
Buchweizennudeln
Buchweizensprossen
Bulgur
Butter
Butter, halbfett
Butterkäse
Buttermilch
Butterrüben, gelbe
Butterschmalz
Calendulablüten
Calendulakraut
Camembert
Carli-Paprika
Carob
Cashewkerne
Cenofix-Würze (Geschmacksverstärker)
Cenofix Würzmittel Bio (ohne Geschmacks verstärker)

Champagne-Linsen
Champagne-Linsen, als Sprossen
Champagner
Champignons
Champignons aus der Dose
Cheddarkäse
Cherrymoya (Rahmapfel)
Chicorée, rot und weiß
Chilischoten, -pulver
Chinakohl
Chips
Chi-Kaffee (enthält Koffein)
Chlorella-Algen
Chufas Nüssli (Erdmandelflocken)
Ciabatta
Clementinen
Cocktailtomaten
Cocosflocken
Cocosmilch
Cocosnuss
Cognac
Cola
Corned Beef
Cornflakes
Couscous
Cranberries
Crème fraîche
Crêpes
Curcuma (Kurkuma)
Curry
Cyclamat (Süßstoff)
Datteln
Datteln, getrocknet
Dattelsirup ohne Zuckerzusatz

Dessertwein
Diät ... (-gebäck, -schokolade, -marmelade, usw.)
Dickmilch
Dill
Dinkel
Dinkelbrot
Dinkelmehl/-gries
Distelöl
Dolma-Paprika
Döner, auch vegetarisch
Doppelrahmkäse
Dorade (Fisch)
Dorsch (Kabeljau)
Drachenfrucht
Ebereschenfrucht – nur gegart verzehren!
Echalotten (Schalotten)
Edamerkäse
Egerlinge
Eichblattsalat
Eier-Teigwaren
Eigelb
Eis
Eisbein
Eisbergsalat
Eistee mit Zucker oder Süßstoff
Eistee ohne Zucker
Eistropfensalat
Eiswein
Eiszapfen (Rettichart)
Emmentaler Käse
Emmer (Getreideart)
Endiviensalat
Ente
Erbsen, Dose
Erbsen, frisch
Erbsen, getrocknet

Erbsen, reif
Erbsenspargel (Keimlinge)
Erdbeere
Erdmandelflocken (Chufas Nüssli)
Erdnussbutter
Erdnüsse
Erdnüsse, gesalzen, geröstet
Erdnussmus
Erdnussöl
Espresso
Essener Brot
Essig
Essiggurken
Esskastanien (Maronen)
Estragon
Falafel
Fasan
Feigen
Feigen, getrocknet
Feigen, gezuckert aus der Dose
Feldsalat (Rapunzel)
Fenchelknolle und -kraut
Fenchelkraut, getrocknet
Fenchelsprossen
Fencheltee
Fertiggerichte
Fertigsoßen
Fertigsuppen
Fetakäse
Fisch
Fisch, geräuchert
Fischstäbchen
Fleisch
Fleischextrakt
Fleischkäse
Fleischtomate
Fleischwurst
Flohsamen
Flugananas
Flunder
Flußkrebse
Fondor (Gewürz)
Forelle
Forelle, geräuchert
Frikadellen aus Fleisch
Frischkäse
Friséesalat
Frucht pur (Allos)
Fruchteis
Früchtekompott mit Zucker
Früchtekompott ohne Zucker
Früchtemüsli
Früchtequark
Früchtetee
Fruchtjoghurt
Fruchtjoghurt Bio
Fruchtschnitten (Zucker)
Fructose
Frühlingsrollen
Frühlingszwiebeln
Galiamelonen
Gans
Gänseblümchen
Gänseschmalz
Garnelen
Gartenkresse
Gartenmelde
Gelatine
Gelbwurz
Gemüse im Glas ohne weitere Zutaten
Gemüse in Dosen

- Gemüse, milchsauer eingelegt
- Gemüse, tief gefroren
- Gemüsebrühwürfel mit Geschmacksverstärker
- Gemüsebrühwürfel ohne Geschmacksverstärker (Frugola, Demeter, Rapunzel)
- Gemüseravioli
- Gemüsesäfte aus der Flasche – nur im Notfall geeignet!
- Gemüsesäfte, frisch gepresst
- Genmai-Su (aus Reis)
- Gerste
- Gerstengraupen
- Gerstengrütze
- Gerstenmalz aus gekeimter Gerste
- Getreide, glutenfrei
- Getreidekaffee
- Getreidemilch
- Giersch
- Glattpetersilie
- Glühwein
- Glutamate (Geschmacksverstärker)
- Gnocchi
- Goldleinsamen
- Gomasio (Sesamsalz)
- Gorgonzola
- Götterspeise
- Gouda
- Grahambrot
- Granatapfel
- Grapefruit
- Graubrot
- Graupen
- Gries
- Grüner Tee
- Grünkern
- Grünkohl
- Guanylate (Geschmacksverstärker)
- Guaven
- Gummibären
- Gummibären mit Fruchtsaft gesüßt
- Gurke, frisch, grün
- Gurken sauer eingelegt
- Gurken, milchsauer vergoren (Eden)
- **H**- ... (-Milch, -Sahne usw.)
- Hafer, ganzes Korn
- Haferflocken
- Hafermilch
- Hafersahne
- Hafertee
- Hagebutten
- Hagebuttenmus
- Hagebuttentee
- Halbfettmargarine
- Halva
- Hammelfleisch
- Hanföl
- Hanfsamen, geröstet
- Hartkäse
- Harzer, Korbkäse
- Hase
- Haselnüsse
- Haselnussöl
- Haselnussöl, geröstet
- Hecht
- Hefe
- Hefebrot
- Hefeflocken

Hefegebäck
Heidelbeerblätter
Heidelbeeren
Heilbutt
Herbsttrompeten, auch getrocknet
Hering
Hijiki-Algen (Iziki)
Hildegard-Gewürze (nach Hildegard von Bingen)
Himalyasalz
Himbeeren
Himbeeressig
Hirschfleisch
Hirse
Hirseflocken
Hirsekeimlinge
H-Milch, auch fettarme
Hokaidokürbis
Holunderbeeren
Holunderblüten
Holunderblütensirup
Honig
Honigmelone
Hopfensprossen
Huflattich
Huflattich, getrocknet
Hühnchen
Hühnerbrühe
Hühnerei
Hummer
Hüttenkäse
Igel-Stachelbart (Pilz)
Ingwer, frisch und als Pulver
Ingwer, kandiert
Innereien
Iziki-Algen (Hijiki)
Jackfrucht
Japanischer Rettich (eingelegt: Daikon)
Jogurt aus Magermilch
Jogurt, auch fettarm
Jogurteis
Johannisbeeren, rot, schwarz, weiß
Johannisbrotkernmehl (Bindemittel)
Johanniskraut
Jostabeeren
Kabeljau (Dorsch)
Kaffee
Kaffee, koffeinfrei
Kakao
Kakao, schwach entölt
Kakifrucht (Khakifrucht)
Kaktusfeige
Kalbfleisch
Kamille
Kamillentee
Kamut (alte Weizenart)
Kamutmehl, -gries
Kaninchen
Kanne Brottrunk
Kapern, ohne Essig
Kapstachelbeere (Physalis)
Kapuzinerkresse, Blätter und Blüten
Kardamom
Karotten
Karpfen
Kartoffelbrei – mit Milch
Kartoffelbrei – ohne Milch, mit Gemüsebrühe
Kartoffelchips
Kartoffelchips, selbst gemacht

Kartoffelgratin
Kartoffelknödel
Kartoffelmehl
Kartoffeln
Kartoffeln, gebraten in gutem Öl
Kartoffeln, gekocht
Kartoffelstärke
Kasha
Kastanien
Kaugummis, auch zuckerfreie
Kaviar
Kefir
Kerbel
Ketchup
Khakifrucht (Kakifrucht, Sharonfrucht)
Kichererbsen
Kichererbsen-Keimlinge
Kidneybohnen (Nierenbohnen, rote Sojabohnen)
Kirschen, sauer
Kirschen im Glas, gesüßt
Kirschen, süß
Kiwi
Kleiebrötchen
Knäckebrot (Schweden)
Knäckebrot (Vollkorn)
Knoblauch
Knollensellerie
Kochkäse
Kohlensäurehaltige Getränke
Kohlrabi, rot
Kohlrabi, weiß
Kohlrabiknollen
Kohlrabisprossen
Kohlrübe

Kokosfett
Kokosflocken
Kokosmilch
Kokosnüsse
Kombu (Algen)
Kombucha
Kommissbrot
Kondensmilch, auch fettarm
Kondensmilch, ungezuckert
Kopfsalat
Koriander
Koriandersprossen
Korinthen
Kornelkirsche
Krabbenchips
Krause Glucke (Pilz)
Kräuter
Kräuterquark
Kräuterschnäpse
Kräuterseitlinge (Pilze)
Kräutertee – ohne Früchteanteil
Kräutertee mit Früchten
Krebsfleisch
Kreuzkümmel
Kroketten
Kuchen
Kuhmilch
Kulturheidelbeeren
Kümmel
Kumquats
Kürbis
Kürbiskerne
Kürbiskernmus
Kürbiskernöl
Kurkuma (Curcuma, Tumeric)

- Kuzu (jap. Bindemittel)
- **L**achs
- Lachs, geräuchert
- Lachsforelle
- Lachsschinken
- Lakritze
- Lammfleisch, -wurst
- Langusten
- Lapacho Tee
- Lattich
- Lattichsalat
- Lauch
- Lauchzwiebel
- Laugengebäck
- Lavendelblüten
- Leber
- Leberpastete
- Leberwurst
- Leinöl
- Leinsamen
- Leinsamenkeimlinge
- Leinsamenschrot
- Liebstöckel (Maggikraut)
- Light-Produkte
- Liköre
- Lila Tee (Malvenblütentee)
- Limburger Käse
- Limetten
- Limonaden
- Limonenseitlinge (Pilze)
- Lindenblüten
- Linsen, rote, gelbe, grüne
- Linsensprossen
- Litschis
- Lollo-Bionda-Salat
- Lollo-Rosso-Salat
- Loquats (jap. Mispeln)
- Lorbeer
- Lotuswurzel
- Löwenzahn
- Löwenzahnblätter
- Löwenzahnblüten
- Löwenzahnwurzel
- Lupinen
- Lupinenkaffee
- Luzerne (Alfalfasprossen)
- **M**acadamianuss
- Macis (Muskatblüte)
- Magerkäse
- Magermilchpulver
- Maggi (Würze)
- Maggikraut (Liebstöckel)
- Mais, frisch oder aus der Dose
- Maisgries
- Maiskeimöl
- Maiskölbchen (Glas, Dose)
- Maiskolben, frisch
- Maismehl
- Maisstärke
- Majonäse
- Majoran
- Makrele
- Malvenblüten
- Malzbier
- Malzextrakt
- Malzkaffee
- Manchego-Käse
- Mandarinen
- Mandarinen aus der Dose
- Mandelblättchen/-stifte
- Mandelmakronen
- Mandelmilch (mit Wasser)
- Mandelmus
- Mandeln, mit Schale

- Mandeln, ohne Schale, weiß
- Mandelschnitten mit Honig
- Mangold
- Mangos
- Maracuja (Passionsfrucht)
- Margarine, auch Diät
- Marmelade, gezuckert
- Marmelade, ungezuckert
- Maronen (Esskastanien)
- Marsala
- Marzipan
- Mascarpone
- Mate-Tee
- Maultaschen, auch vegetarische
- Meerrettich
- Meerrettich, gekocht
- Meersalz
- Mehl
- Melasse
- Melde (spanischer Spinat)
- Melisse
- Melone
- Mettwurst
- Miesmuschel
- Milchreis
- Milchsauer eingelegtes Gemüse
- Milchspeisseeis
- Milchzucker
- Mineralwasser mit Kohlensäure
- Mineralwasser ohne Kohlensäure
- Minneolas (Orangen-mandarine)
- Minze
- Mirabellen
- Mirin (Sojasoße)
- Mischbrot
- Miso aus Gerste, Reis, Soja
- Mispeln, jap. (Loquats)
- Mixed Pickles
- Mizuna, grün und rot (jap. Senfsalat)
- Mohnsamen
- Möhren
- Möhren aus dem Glas (ohne Zusätze)
- Möhren aus der Dose
- Molken
- Mondamin (Maisstärke)
- Morcheln (Pilze)
- Mortadella
- Mozarella
- Mu Err Pilze
- Mungobohnen (grüne Sojabohnen)
- Mungobohnensprossen
- Münsterkäse
- Mürbeteig
- Muscheln
- Muskatkürbis
- Muskatnuss
- Müsli, -mischungen
- Müsli, basisch (siehe Rezeptteil)
- Müsli-Riegel
- **N**avets (Teltower Rübchen, weiße Rübchen)
- Nektarinen
- Nelken
- Nelkenpfeffer (Piment)
- Netzmelonen

- Nierenbohnen (Kidney-bohnen, rote Sojabohnen)
- Nori-Algen
- Nudeln
- Nudeln, glutenfrei
- Nugat
- **O**bstessig
- Obstsäfte aus der Flasche, gesüßt – nicht geeignet!
- Obstsäfte aus der Flasche, ungesüßt – nur im Notfall geeignet
- Obstsäfte, frisch gepresst
- Okraschoten
- Öle, naturbelassen
- Oliven, eingelegt – ohne Essig
- Oliven, grün
- Oliven, schwarz, ungefärbt
- Olivenöl, kaltgepresst
- Ölsaatenmischung
- Ölsardinen
- Omega-3-Margarine
- Orchideensalat
- Oregano
- Orlando (Kreuzung aus (Zitrusfrüchten)
- **P**ak Choi (jap. Blattsalat)
- Palmin
- Palmkernöl
- Pampelmuse, Grapefruit
- Paniermehl
- Papayas
- Paprika, rot, gelb, grün
- Paranüsse
- Parmesan
- Passionsfrucht (Maracuja)
- Pastinaken
- Pecanuss (Pekanuss)

- Pecorino-Käse
- Pellkartoffeln
- Peperoni
- Pesto, mit Knoblauch
- Pesto, ohne Knoblauch
- Petersilie, glatt und kraus
- Petersilienwurzel
- Pfeffer, weiß, grün, rot, schwarz
- Pfefferminze
- Pferdefleisch
- Pfifferlinge
- Pfirsich, Dose
- Pfirsich, weiß, rot
- Pflanzenmargarine, reine
- Pflaumen
- Pflaumenwein
- Pflücksalat
- Physalis (Kapstachelbeere)
- Piment (Nelkenpfeffer)
- Pimpernelle (Bibernell)
- Pinienkerne
- Pistazien
- Pizza
- Polenta
- Pomeranze
- Pomeranzenschalentee
- Pommes frites, selbst gemacht mit hochwertigem Öl
- Pommes frites, Restaurant
- Pompom blanc (Igel-Stachelbart)
- Popcorn
- Porree (Lauch)
- Porreesprossen
- Portabella Pilze
- Portulak (Postelein)

Portwein
Postelein (Portulak)
Preiselbeeren, frisch
Prosecco
Pudding
Pumpernickelbrot
Putenfleisch
Putenwurst
Quark, auch fettarm
Quellwasser
Quendel
Quinoa (Getreideart)
Quitten
Raclette
Radicchio
Radieschen
Radieschensprossen
Rahmapfel (Cherrymoya)
Rahmkäse
Rapsöl
Rapunzel (Feldsalat)
Ravioli
Rehfleisch
Reneclauden
Reis, geschält, poliert
Reis, halbgeschält mit Silberhäutchen
Reis, parboiled
Reis, rot
Reis, ungeschält
Reisflocken
Reiskeimlinge
Reismehl
Reismilch
Reisnudeln
Reispudding
Reisstärke
Reiswaffeln

Reizker (Pilz)
Remoulade
Rettich, früh, weiß
Rettich, japanischer
Rettich, schwarz
Rettichsprossen
Rhabarber, Stängel
Ricotta
Riesenbohnen, weiß
Rindfleisch
Risotto
Roggen
Roggenauszugsmehl
Roggenbrot
Roggenmehl
Roggenmischbrot
Rohmilch (Vorzugsmilch)
Rohrohrzucker
Rohrzucker
Rooibos (Tee)
Rollmops
Romanasalat
Rondini (Kürbisart)
Roquefortkäse
Rosabisprossen (Kohlrabiart)
Rosenblätter
Rosenblüten
Rosenkohl
Rosenseitlinge (Pilze)
Rosinen
Rosmarin
Rotbarbe
Rotbarsch
Rote Bete (Rote Rüben)
Rote Bete, Sprossen
Rote Bete, vorgekocht und vakuumverpackt

Rotkleesprossen
Rotkohl im Glas
Rotkohlsprossen
Rotkraut (Rotkohl, Blaukraut)
Rotwein
Rüben, weiß, gelb, rot
Rübensirup
Rucola (Rauke)
Safloröl/Distelöl
Safranfäden
Sago – Perlsago
Sahne, sauer
Sahne, süß, nicht hitzebehandelt
Saibling (Fisch)
Salatfix
Salatgurke
Salbei
Salz – ohne Jodzusatz, ohne Rieselhilfen, ohne andere Zusätze
Salz mit Rieselhilfe und/oder andere Zusätze)
Salzkartoffeln
Sambal Olek
Samtfußrüpli (Pilz)
Sandornbeeren
Sandornblätter
Sandornsaft, ohne Zucker
Sardellen
Sardinen
Satsumas
Sauerampfer
Sauerkirschen
Sauerkraut
Sauerrahm
Sauerteigbrot

Schachtelhalm-Tee (Zinnkraut)
Schafgarbe
Schafmilch
Schafsbrie
Schafsjogurt
Schafskäse
Schalotten (Echalotten)
Schellfisch
Schichtkäse
Schinken
Schlagsahne, auch fettarme
Schleie
Schmand (Crème double)
Schmelzflocken
Schmelzkäse
Schnecken
Schnittbohnen, frisch
Schnittlauch
Schokolade
Scholle
Schrotbrot/Vollkorn
Schupfnudeln
Schwarzbrot
Schwarze Oliven, ungefärbt
Schwarze Oliven, gefärbt
Schwarzer Rettich
Schwarzer Tee
Schwarzwurzeln
Schweinefleisch
Schweineschmalz
Schweizer Käse
Seelachs
Seezunge
Seitan („Weizenfleisch“)
Seitanwürstchen
Sekt

Sellerieblätter, Stängel
Sellerieknollen
Semmelstoppel-Pilz
Senf
Senfgurken
Senfkörner
Senfsprossen
Sesam
Sesam, schwarz
Sesamkeimlinge
Sesamöl
Sesamöl, geröstet
Sesamsalz (Gomasio)
Sharonfrucht (Khaki, Kaki)
Sheabutter
Sheafett
Shiitake (Pilze)
Shoyu (Sojasoße)
Shrimps
Softafrikosen, geschwefelt
Softaprikosen, ungeschwefelt
Softdrinks
Softfeigen, geschwefelt
Softfeigen, ungeschwefelt
Sojaeis
Soja-Granulat
Soja-Jogurt
Sojamilch
Sojaöl
Sojapudding
Soja-Reisdrink
Sojasoße
Sojasprossen
Soja-Würstchen
Sonnenblumenkerne
Sonnenblumenöl
Sonnenblumensprossen
Sorbit
Spaghetti
Spargel, alle Sorten
Spätzle
Speisequark
Spinat, gekocht
Spinat, roh
Spirulina-Algen
Spitzkohl (Zuckerhut)
Sprotten (Fisch)
Stachelbeeren
Staudensellerie
Steckrüben
Steinbeißer (Fisch)
Steinbutt
Steinpilze, auch getrocknet
Sternfrucht (reif!)
Stevia – in Deutschland nicht erhältliches Süßungsmittel
Stielmus
Straußenfilet
Streifenbarsch
Studentenfutter
Succanat (Ursüße)
Sultaninen
Suppengrün
Sushi
Süßkartoffeln
Süßrahm
Süßstoffe
Tabasco
Tafelspitz
Tahin (Sesampaste)
Tamari (Sojasoße)
Tapioka (Perltapioka)
Taube
Taubnesselblätter, -blüten

- Tees, schwarz, grün, weiß
- Teigwaren (alle)
- Teltower Rübchen (Navets,weiße Rübchen)
- Tempeh (aus Soja)
- Thymian
- Tiefkühlfertigkost
- Tiefkühlfisch
- Tiefkühlfleisch
- Tiefkühlgemüse – bitte frisches Gemüse bevorzugen!
- Tiefkühlobst – bitte frisches Obst bevorzugen!
- Tofu
- Tofu, geräuchert
- Tomate, reif
- Tomatenmark
- Tomatensoße (aus der Dose)
- Topinambur (Wildkartoffel)
- Topinambursirup
- Tortellini
- Tortilla-Chips
- Trauben
- Traubenkernöl
- Traubenzucker
- Trinkjogurt
- Trockenobst, geschwefelt
- Trockenobst, ungeschwefelt
- Trüffel (Pilz)
- Trüffelkartoffeln (blaue)
- Truthahnfleisch
- Truthahnwurst
- Tsampa (tibet. Speise aus geröstetem Gerstenmehl)
- Tumeric (Kurkuma)
- Tunfisch, auch in Öl
- **U**me Su (Umeboshi-Aprikosen)
- Urkarotten (Betakarotten)
- Ursüße (Succanat)
- **V**anille
- Vegetarische Aufstriche
- Vegetarische Aufstriche ohne Getreide, Soja, Essig und Knoblauch
- Veilchenblätter, -blüten
- Viktoriabarsch
- Vollkorn- Ferment
- Vollkornbrot
- Vollkorngries
- Vollkornmehle
- Vollkornnudeln
- Vollmilchpulver
- Volvic-Tees
- Vorzugsmilch (Rohmilch)
- **W**acholderbeeren, -blätter
- Wachtelei
- Wachtelfleisch
- Waffeln, auch aus Vollkornmehl
- Wakame-Algen
- Waldmeister
- Walnüsse, frisch
- Walnüsse, gelagert
- Walnussöl
- Wasabi-Paste (aus jap. Rettich)
- Wasser, reines
- Wasserkastanien
- Wasserkresse
- Wassermelonen
- Wegerich
- Weichselkirschen
- Weidenröschen-Tee

Wein
Weinblätter
Weinblätter, gefüllt
Weißbrot
Weißdornblätter, -blüten (Tee)
Weiße Bohnen, getrocknet
Weiße Rübchen (Navets, Teltower Rübchen)
Weißer Tee
Weißkohlsprossen
Weißkraut (Weißkohl)
Weißmehl
Weizen, geschält
Weizenbrot
Weizengrassaft aus der Flasche (enthält grünen Tee)
Weizengrieß
Weizenkeime, getrocknet
Weizenkeimlinge
Weizenkeimöl
Weizenmehl
Weizenstärke
Weizenvollkornbrot
Wermutkraut
Wild (alle Arten)
Wildkräutermischung
Wildlachs
Wildreis
Wildschwein
Winterkresse
Wirsing, grün
Wirsing, weiß
Worcestersoße
Wurstwaren
Ysop
Zander
Ziegenfleisch
Ziegenfrischkäse
Ziegenjogurt
Ziegenkäse
Ziegenmilch
Zimt
Zinnkraut (Schachtelhalm)
Zitronen
Zitronenmelisse
Zitronenmelissentee
Zitronenpfeffer
Zitronensaft, frisch gepresst
Zitronenthymian
Zsatziki
Zucchini
Zucchiniblüten
Zucker
Zuckeraustauschstoffe wie Aspartam
Zuckererbsen, -schoten
Zuckerhut (Spitzkohl)
Zuckermais
Zuckerrüben
Zunge
Zwetschgen, auch getrocknet
Zwieback
Zwiebeln
Zwiebelsprossen

Bücher zum Weiterlesen

Nöcker, Rose-Marie: Körner und Keime, Heyne, München 1983

Schmide, Reiner Otto: Zuhause selber keimen, Ernährung und Gesundheit, München 1996

Wacker, Sabine, Wacker, Andreas: Gesundheitserlebnis Basenfasten, Haug, Stuttgart 2003

Wacker, Sabine: Allergien – endlich Hilfe durch Basenfasten, Haug, Stuttgart 2004

Wacker, Sabine: Basenfasten: Das 7-Tage-Programm für Eilige, Haug, Stuttgart 2004

Wacker, Sabine: Basenfasten plus, Haug, Stuttgart 2004

Wacker, Sabine: Basenfasten für Sie, Haug, Stuttgart 2005

Wacker, Sabine: In Balance mit Schüßler-Salzen, Haug, Stuttgart 2006

Register

Impressum

Bibliografische Information der Deutschen Nationalbibliothek
Die Deutsche Nationalbibliothek verzeichnet diese Publikation in der Deutschen Nationalbibliografie; detaillierte bibliografische Daten sind im Internet über http://dnb.d-nb.de abrufbar

Programmplanung: Dr. Elvira Weißmann-Orzlowski
Bearbeitung: Sabine Seifert · Satz/Grafik/Lektorat
Abbildungen: Sabine Seifert (S. 16, 55); alle übrigen: Archiv der Thieme-Verlagsgruppe
Umschlagfoto: Chris Meier
Umschlaggestaltung und Layout: CYCLUS · Visuelle Kommunikation
Satz: Sabine Seifert · Satz/Grafik/Lektorat
Druck und Verarbeitung: Westermann Druck Zwickau GmbH, Zwickau

Gedruckt auf chlorfrei gebleichtem Papier

ISBN 3-8304-2225-3
ISBN 977-3-8304-2225-9

1 2 3 4 5